MARTIN SCHLOTT

Erfolgsfaktor Schlaf

Martin Schlott

Erfolgsfaktor Schlaf

Leistungen steigern, Traumergebnisse erzielen
Die faszinierenden Erkenntnisse eines
Anästhesisten und Schlafcoachs

In Zusammenarbeit mit Desirée Šimeg

ARISTON

Haftungsausschluss
Die Ratschläge im Buch sind sorgfältig erwogen und geprüft. Sie ersetzen jedoch keinen Arztbesuch. Alle Angaben in diesem Buch erfolgen daher ohne jegliche Gewährleistung oder Garantie seitens des Autors und des Verlags. Eine Haftung des Autors bzw. des Verlags und seiner Beauftragten für Personen-, Sach- und Vermögensschäden ist ausgeschlossen.

Derzeit wird viel über gendergerechte Sprache diskutiert und auch ich habe darüber nachgedacht, sie im Buch zu verwenden. Zugunsten der besseren Lesbarkeit habe ich mich letztlich dagegen entschieden und die männliche Sprachform verwendet. Nichtsdestotrotz sollen sich alle Menschen angesprochen fühlen.

Sollte diese Publikation Links auf Webseiten Dritter enthalten, so übernehmen wir für deren Inhalte keine Haftung, da wir uns diese nicht zu eigen machen, sondern lediglich auf deren Stand zum Zeitpunkt der Erstveröffentlichung verweisen.

Bibliografische Information der Deutschen Bibliothek

Die Deutsche Bibliothek verzeichnet diese Publikation in der Deutschen Nationalbibliografie; detaillierte bibliografische Daten sind im Internet unter www.dnb.de abrufbar.

FSC www.fsc.org
MIX
Papier aus verantwortungsvollen Quellen
FSC® C083411

Penguin Random House Verlagsgruppe FSC® N001967

Umschlaggestaltung: Favoritbüro
Satz: Satzwerk Huber, Germering
Druck und Bindung: CPI books GmbH, Leck

Printed in Germany

ISBN: 978-3-424-20252-6

Inhalt

Gesundheits-Booster Schlaf

Ich gebe es ehrlich zu: Ich schlafe für mein Leben gern! Damit habe ich viel praktische Erfahrung: Als ich noch jung war, habe ich in meinem Bett nicht nur nachts geschlafen, sondern auch tagsüber alles Mögliche dort gemacht – telefoniert, gegessen, ferngesehen, gelesen, gelernt, über den Sinn des Lebens nachgedacht und gerne mal ein Mittagsschläfchen gehalten. Schlafen »passierte« damals einfach, und die Nachtruhe war mal mehr und mal weniger ausgiebig. Ich habe nie so richtig darüber nachgedacht. Da ich mich in der Zwischenzeit intensiv mit dem Thema auseinandergesetzt habe, weiß ich heute als Chefarzt, Anästhesist und Coach: Schlaf ist ein enormer Booster für unsere Gesundheit und Ausgeglichenheit. Ich finde es unfassbar schade, wie wenige Leute das wissen und für sich nutzen und dadurch so viel Gutes verpassen. Sie könnten mit so viel mehr Energie jeden Tag durchstarten und mit viel mehr Freude ihr Leben genießen!

Für mich hat Schlafen oberste Priorität: An meinem üblichen Schlafpensum und den bevorstehenden Aufgaben des nächsten Tages orientiere ich mich bei der Tagesplanung, um im Beruf wie im Privatleben jederzeit voll da und leistungsfähig zu sein. Ich will damit sagen: Guter Schlaf braucht gute Vorbereitung und das passende Setting. Ich weiß mittlerweile auch, dass das Bett nur zum Schlafen und für das Liebesspiel da ist. An diese Regel halte ich mich streng, liebe aber nach wie vor Gemütlichkeit im Leben. Meine anderen Lieblingsaktivitäten finden deswegen an anderen Orten statt – gerne im Liegen und am liebsten im Schlafanzug, wenn sich das irgendwie einrichten lässt. Witzigerweise findet sich dieser Wohlfühlaspekt in meinem Beruf wieder: Ich stecke ja mehr oder weniger den ganzen

Tag über in lockerer OP-Kleidung, die fast so gemütlich ist wie mein Schlafanzug. Das habe ich mir nicht extra deswegen ausgesucht, erfreue mich aber jeden Tag daran.

Als Anästhesist lege ich berufsbedingt ständig Leute schlafen. Besser gesagt: Ich lege sie in ein künstliches Koma – und das hat mit erholsamem Schlaf eher wenig zu tun. Deswegen erkläre ich als Mental- und Schlafcoach den Leuten gerne, wie sie ihr Verhalten am Tag und in der Nacht verändern und dadurch besser ins Land der süßen Träume kommen. Oft höre ich als Feedback nach einer elenden Zeit mit Schlafstörungen von meinen Klienten: »Ich schlafe wieder durch – ich bin endlich wieder ich selbst!« Ja, man steht schon irgendwie neben sich, wenn die Nacht zuvor alles andere als erholsam war. Das bedeutet: Nur wenn du in der Nacht tief und fest schläfst, kannst du am nächsten Tag zu deiner persönlichen Bestform auflaufen, deine Potenziale entfalten und deine Energie und Ressourcen für jene Ziele einsetzen, die für dich persönlich wichtig sind. Du kannst ein besserer Mensch, ein besserer Partner, Elternteil, Kollege oder Chef, Unternehmer, Trainer, Athlet oder Künstler werden.

Das Spektrum des Erfolgs

Oft ist uns gar nicht bewusst, dass wir mit dem Begriff »Erfolg« vor allem Materielles oder Finanzielles gleichsetzen, was jede Menge Stress erzeugt. Das verbissene Motto »Schneller, höher, weiter« ist in unserer Gesellschaft dermaßen fest verankert, dass es an vielen Stellen zu Problemen führt, unter anderem bei der Schlafqualität, wobei vielen diese Tatsache gar nicht richtig bewusst ist. Was die meisten jedoch überdeutlich spüren, ist der permanente Leistungsdruck, die daraus resultierende Überforderung, im schlimmsten Fall drohen sogar Depression oder Burn-out. Unsere wahren Ziele – also das, was uns wirklich glücklich und zufrieden machen würde – geraten allzu oft in Vergessenheit. Wir sehen nur einen kleinen Ausschnitt des gewaltigen Spektrums, das Erfolg ausmacht. Individuellen Erfolg, versteht sich. Was du als Erfolg für dich verbuchst, sollte der Maßstab sein, und nicht was dir dein soziales Umfeld oder die Gesellschaft vorgibt.

Ich sehe es so: Erfolg ist, wenn du die Ziele erreichst, die du dir gesteckt hast, du deine Möglichkeiten entfaltest und dir auf dem Weg dorthin dein volles Potenzial zur Verfügung steht – ganz unabhängig von der Art des Ziels. Dabei muss es nicht unbedingt um materielle oder finanzielle Ziele gehen, wie das prall gefüllte Konto bei der Bank, den luxuriösen Sportwagen in der Garage, das schicke Eigenheim oder die Traumreise der Extraklasse. Dennoch kann es aber natürlich auch darum gehen, wenn das für dich das Wichtigste im Leben ist. Entscheidend ist, mit vollem Elan die Dinge tun zu können, die dir am Herzen liegen, egal, ob du damit Geld verdienst oder dich in anderen Bereichen verwirklichen kannst. Wenn sich diese beiden Aspekte verbinden lassen, umso besser!

Du kennst es bestimmt aus eigener Erfahrung: Wenn du etwas machst, das du gerne tust, das dir Spaß macht, das dich erfüllt, weil du es sinnvoll findest, klappt es viel leichter, als wenn du dich zu etwas zwingen musst. Ohne Motivation und Sinnhaftigkeit hat der Spaß ganz schnell ein großes Loch, und alles wird mühsam. Ganz egal, ob es etwas mit deinem Studium, deiner Arbeit, deinen Hobbys, deiner Familie oder deinem Alltagsleben zu tun hat: Der nächste Karriereschritt, die Qualifikation für die nächsten Olympischen Spiele, die Beherrschung eines Musikinstruments, deine Leistungen in der Universität oder im Job, die Gestaltung der Beziehung zu deinem Partner oder deinen Kindern – bei allem hilft dir erholsamer Schlaf.

Selbstfindung im Schlaf

Im Schlafcoaching berichten mir viele Menschen, wenn sie ihre Schlafsaboteure endlich gebändigt haben: »Ich bin wieder in meiner Mitte. Ich bin wieder in meiner Kraft!« Das ist die entscheidende Grundlage für ihren Erfolg, also für einen Weg zu ihren persönlichen Zielen, auf dem ihnen nun ihr volles Potenzial zur Verfügung steht. Ausgeschlafen haben sie die nötige Energie, um richtig durchzustarten, und können sich an den Dingen, die sie tun, wieder erfreuen. Die positiven Aspekte rücken in den Fokus, und negative Situationen stressen nicht mehr so sehr.

Was ich über die Jahre beobachtet habe: Viele Leute beschäftigen sich selten bis gar nicht mit Themen wie Selbstverwirklichung oder ihrer Vorstellung von Zufriedenheit und Erfolg, einfach weil es ihnen nie vorgelebt wurde, sie also darin nicht geübt sind. Sie sind fest davon überzeugt, dass die Umstände ihr Leben bestimmen und daran nicht zu rütteln ist. Sie stecken in der Pflichterfüllung fest, in dem, was alles noch getan, erledigt, vorbereitet, geplant oder besorgt werden muss. Darüber jammern sie, doch einen Ausweg finden sie dadurch nicht. Solange sie nicht ins Handeln kommen, kann sich kaum etwas ändern. Viel zu vielen Menschen wird ihr Leben lang eingetrichtert, dass sie nur etwas wert seien, wenn sie die Besten der Besten wären, hoch oben an der Spitze – und zweifellos gibt es genügend Leute, die sich genau das in ihrem Leben wünschen, die so Erfolg definieren.

Aber warum sollte eine andere Definition von Erfolg nicht genauso viel wert sein? Warum sollte ein Lebensstil, der andere Prioritäten setzt, weniger erfüllend sein? Unterm Strich ist es egal, in welchen Bereichen du deine Spitzenleistung abrufen willst: im Beruf, in der Familie, im Ehrenamt, in deiner Freizeit. Um deine gesteckten Ziele zu erreichen, brauchst du Energie – und ausgeschlafen geht vieles leichter.

Impulse für Veränderung

Jede Veränderung benötigt Energie, und diese kommt aus verschiedenen Richtungen: eine gesunde Ernährung, die deinem Körper wichtige Nährstoffe zuführt, ausreichend Bewegung, die für die nötige Bettschwere sorgt, ein erholsamer Schlaf, der deine Batterien über Nacht wieder auflädt, ein positives Mindset, das deine Gedanken mitbestimmt, ein tieferer Sinn im Leben, der dich beflügelt.

Ausgeschlafen bist du souveräner und kreativer und kannst besser darüber nachdenken, worin du deine Energie überhaupt investieren willst. Ich bin davon überzeugt, dass guter Schlaf uns in die Lage versetzt, auf die Metaebene zu wechseln und das Leben aus einem anderen Blickwinkel zu betrachten – außerhalb des Hamsterrads, in dem so viele von uns heutzutage stecken. Selbstreflexion kann ein Schlüssel dazu sein, weil wir in diesen Momenten aufhören, nur zu funktionieren, Aufgaben abzuarbeiten und die Erwartungen anderer zu erfüllen.

Regeneration. Indem du erholsamen Schlaf zu deiner obersten Priorität machst, profitierst du von all seinen energetisierenden Effekten und der inneren Balance in allen Aspekten deines Lebens. Der Weg dorthin führt über den Fokus auf eine bessere Schlafhygiene, aber auch eine gute Schlafvorbereitung. Es gibt Faktoren, die guten Schlaf entstehen lassen – also die Voraussetzungen schaffen, damit du dich optimal regenerieren kannst –, und es gibt Faktoren, die das Resultat von gutem Schlaf sind. Beides ist gleich wichtig für deinen Energiehaushalt im Allgemeinen, deine Konzentrations- und Lernfähigkeit, deine Ausstrahlung und vieles mehr.

Motivation. Deine Power setzt du ein, um all das voller Freude anzupacken, was du dir vorgenommen hast und was dich deinen Lebenszielen ein Stück näher bringt. Tagsüber bleibst du in deiner Kraft, indem du Stress reduzierst und dir Freiräume schenkst, um zu reflektieren. Natürlich ist es nicht in jeder Lebensphase und -situation möglich, Störfaktoren sofort zu eliminieren. Klar, es gibt viele

Beispiele von Menschen, die ihr Leben von einem Tag auf den anderen komplett umgekrempelt haben, aber manchmal tun auch weniger radikale Schritte gut, um mehr Lebensfreude und Handlungsanreize zu entwickeln.

Performance. Erholsamer Schlaf schenkt dir Lebenslust und Kraft. Im Gegenzug ist es wichtig, dein Leben so zu gestalten, dass es dir Spaß macht und viele freudvolle Momente enthält. Das trägt nämlich zu einem besseren Schlaf bei – und damit schließt sich der Kreis. Das bedeutet, dass du in jeden Tag Erlebnisse einbauen solltest, die dir guttun, die du genießen kannst, die dich zum Lachen bringen. Nun ist das Leben aber nicht immer ein Ponyhof. Ich weiß es, du weißt es. Es fühlt sich nicht jeden Tag leicht und luftig, sondern auch mal hektisch, problembeladen und schmerzhaft an. Aber: Mit den unangenehmen Aspekten kannst du besser umgehen, wenn dir dein volles Energiepotenzial zur Verfügung steht. Sind deine Batterien durch ein chronisches Schlafdefizit nur zu einem Bruchteil aufgeladen, geht dir logischerweise schneller die Puste aus, wenn es mal knifflig wird. Wenn deine Energie nicht ausreicht, mutieren selbst Kleinigkeiten zu unüberwindbaren Hindernissen. Erholsamer Schlaf macht dich ausgeglichener, resilienter und leistungsfähiger.

Schlaf als Verhaltensmuster

Schlafen ist ein sehr individueller Vorgang, jeder hat so seine Vorlieben. Ebenso hat jeder mal Probleme beim Ein- und Durchschlafen und bekommt das am nächsten Tag zu spüren, weil die Leistung einfach nicht passt. Ab und zu ist das nicht bedenklich. Bei vielen Leuten ist es aber ein unfreiwilliger chronischer Dauerzustand. Für mich steht fest: Das muss endlich anders werden! Und das ist einer der wichtigsten Gründe, warum ich dieses Buch geschrieben habe. In *Erfolgsfaktor Schlaf* zeige ich dir, wie du deinen Schlaf zu deinem wichtigsten Verbündeten machst. Ich möchte dir wichtiges Wissen rund um das Thema Schlaf vermitteln, damit du für dich erkennen kannst, was dir beim Ein- und Durchschlafen hilft – und das ist keineswegs auf die Nacht beschränkt. Es gibt so einiges, was du tagsüber verändern kannst, um deinen Schlaf zu optimieren. Um das Ganze anschaulicher zu machen, plaudere ich hier und da aus dem Nähkästchen.

Im Schlaf- oder Mentalcoaching habe ich mit den unterschiedlichsten Charakteren zu tun, von Spitzensportlern über Social-Media-Akteure bis hin zu Topmanagern. Sie alle wollen endlich wieder besser einschlafen, selig durchschlafen und ausgeschlafen im Leben durchstarten, um dann ihr Bestes zu geben. Anhand ihrer Storys – die anonymisiert und verfremdet sind, damit die Vertraulichkeit gewahrt bleibt – findest du weitere Anhaltspunkte, um deinen persönlichen Schlafsaboteuren auf die Schliche zu kommen.

Außerdem habe ich mich mit einer ganzen Reihe interessanter Leute aus den verschiedensten Bereichen unterhalten. Jeder von ihnen hat sein »Schlafpäckchen« zu tragen, egal ob Sportler, Künstler oder Unternehmer, egal ob Elternteil, Partner oder Führungskraft. Wir haben ausführlich geredet – über frühere und derzeitige Lebenssituationen, Schlafgewohnheiten und wie diese sich über die Zeit verändert haben, persönliche Erfahrungen in besonderen Situationen und praxiserprobte Kniffe bei Schlafstörungen. Und darüber, wie sie dafür sorgen, dass sie im Job energiegeladen und im täglichen Leben gut drauf sind. Von den Begegnungen mit diesen tollen Menschen will ich dir berichten. Ihre Schlafgeschichten kannst du als Inspiration nutzen, wenn du magst.

Ein paar grundlegende Dinge noch, bevor wir loslegen:

Ich weiß zwar viel, aber ich weiß längst nicht alles. Es gibt laufend jede Menge Forschung rund um das Thema Schlaf, und das wird sich in absehbarer Zeit nicht ändern. Denn bei vielen Aspekten tappt die Wissenschaft noch im Dunkeln. Ich kann also nicht ausschließen, dass etwas fehlerhaft ist oder Forschungsergebnisse eines Tages widerlegt werden. Es geht hier aber zum Glück nicht um eine vollständige, streng wissenschaftliche Abhandlung über den Schlaf in all seinen Facetten, sondern um solides Grundwissen, das dir dabei helfen kann, den Schlafprozess besser zu verstehen. Es gibt weder einen Wissenstest am Ende des Buchs noch werde ich dich mitten in der Nacht wach rütteln und dir schlaue Quizfragen zum Thema Schlaf stellen. Versprochen! Mir ist es lieber, du findest in einem dauerhaften Selbstversuch heraus, was dir beim Schlafen wirklich hilft. Denn einen langfristigen Gewinn gibt es: Erholung und Energie!

Ich bin zwar Arzt, kenne aber deine persönliche Krankengeschichte nicht. Dieses Buch kann daher auf keinen Fall einen Besuch bei deinem Hausarzt oder einem Spezialisten ersetzen. Es gibt unterschiedliche medizinische Ursachen, die dir den Schlaf rauben können, körperlich wie psychisch. Besprich deine Beschwerden offen und in Ruhe mit deinem Arzt – und nutz meine Schlafhygienetipps sowie die Erfahrungswerte und Schlafweisheiten meiner Interviewpartner und Klienten ergänzend dazu.

Ich bin ich und du bist du. Meine Tipps, Tricks und Kniffe für erholsamen Schlaf und einen energiegeladenen Tag leite ich von wissenschaftlichen Erkenntnissen, medizinischem Grundlagenwissen und meiner langjährigen Erfahrung als Schlaf- und Mentalcoach ab. Vieles habe ich im Selbstversuch getestet und in mein tägliches Leben integriert. Von den Dingen, die für mich super funktionieren, erzähle ich dir gerne, weil ich glaube, dass Erfahrungsberichte nachvollziehbarer und hilfreicher sind als reine Theorie. Die dient nur zum besseren Verständnis und sorgt für den einen oder anderen Aha-Moment. Aber Wissen allein führt noch nicht zu Veränderung, dazu braucht es Motivation und Inspiration, und du musst ins Handeln kommen. Denn schlechter Schlaf ist oft antrainiert, und Verhalten lässt sich ändern.

Ich bin kein Hellseher. Das kommt jetzt vermutlich nicht sonderlich überraschend. Was ich damit sagen will: Ich kenne deine momentane Situation nicht und weiß somit nicht, welche Verpflichtungen dich zu einer bestimmten Tagesroutine zwingen. Vielleicht arbeitest du im Schichtdienst, bist frischgebackener Elternteil oder gründest gerade ein Start-up? Dennoch will ich versuchen, dir neben allgemeinen Schlaftipps viele Anregungen für diese vielleicht herausfordernden Konstellationen und für spezielle Situationen zu geben, darunter auch Atemübungen und Mentaltechniken, die dir beim Umgang mit Ärger, Stress und Druck sowie beim Einschlafen helfen. Mir ist klar, dass sich nicht alles sofort und eins zu eins umsetzen lässt. Fakt ist aber: Du musst dich nicht mit einem chronischen Schlafdefizit abfinden. Es gibt immer etwas, das du für eine bessere Schlafqualität tun kannst.

Ohne dich geht es nicht. Ich will dir hier nichts kategorisch vorschreiben oder rigoros verbieten, weil das total sinnlos ist. Aber wie heißt es so schön: Wo gehobelt wird, da fallen Späne. Das heißt, wenn Schlaf ab sofort auf deiner Prioritätenliste auf Platz eins steht, wird das unter Umständen Arbeit an mehreren Fronten erfordern. Aber der zusätzliche Energie-Boost durch weniger Stress am Tag, durch neue Routinen und besseren Schlaf in der Nacht dank optimaler Vorbereitung wird dich beflügeln! Konzentriere dich auf das, was für dich persönlich gut funktioniert und sich mühelos in deinen Tagesablauf integrieren lässt. Bleib dabei offen für Neues, gib ungewohnten Verhaltensweisen eine Chance und sei geduldig. Veränderungen sind nicht immer einfach, doch manchmal klappt es kinderleicht. Wenn du dich darauf einlässt, meine Vorschläge auszuprobieren, wirst du sehen, dass jede Kleinigkeit, die deinen Schlaf verbessert, dein gesamtes Leben nachhaltig zum Positiven verändern kann – gesundheitlich, emotional und seelisch – und dich erfolgreicher werden lässt.

1

Traumhaft: Ausgeschlafen lebt sich's leichter

Schlafen ist etwas Einfaches und Natürliches: Du legst dich einfach hin, wenn du müde bist, und dann schläfst du natürlich tief und fest. Aber es ist in Wahrheit ein komplexer Prozess, der viele lebenswichtige Funktionen erfüllt. Es ist sinnvolle Zeit, die du jede Nacht im Bett »abliegst« und »verschläfst«! Es gibt eine Reihe spannender Studien, die die Funktionen des Schlafs erläutern und zeigen, was passiert, wenn Menschen gar nicht oder zu wenig schlafen. Plakativ ausgedrückt: Du startest hundemüde in den Tag, fühlst dich total gerädert, musst dich zu jeder noch so kleinen Aktivität regelrecht zwingen. Und wehe, dir kommt jemand schräg …!

Siegertypen schlafen fest: Ausgeglichen dem Leben begegnen

In puncto Selbstoptimierung und Leistungssteigerung sind wir ja schon richtige Sklaventreiber, nach dem Motto: »Noch schneller, noch höher, noch weiter!« Und jetzt sollst du auch noch deinen Schlaf auf Teufel komm raus optimieren? Das hat dir vermutlich gerade noch gefehlt! Ich kann dich beruhigen: Es geht nicht darum, Schlaf auf ein Minimum zu reduzieren, um so mehr Zeit für Spitzenleistung zu gewinnen. Mir ist es wichtig, dass du wieder ein- und durchschlafen kannst, falls du momentan nachts wenig bis gar nicht zur Ruhe kommst. Wenn du schon ganz gut schläfst, kann ich dir ein paar Dinge zeigen, damit du noch besser schlafen kannst. Denn es geht nicht nur um die Schlafdauer, sondern auch um die Schlafqualität. Ich stelle mir schon lange die Frage, warum alle darauf versessen zu sein scheinen, ihren persönlichen Tagesablauf bis ins kleinste Detail zu optimieren, aber der Zeit, die sie im Bett verbringen, kaum Beachtung schenken. Wieso kapieren so wenige, dass in den nächtlichen Erholungsstunden ungeahntes Potenzial liegt?

Galt Schlaf früher als eine mehr oder weniger nutzlose Phase, ist sich heutzutage zumindest die Fachwelt einig, dass sehr viele faszinierende Prozesse der Regeneration und Verarbeitung des vergangenen Tages und zur Vorbereitung auf den neuen Tag in den Nachtstunden stattfinden. Na, immerhin! Nichtsdestotrotz gilt Schlafen in manchen Gesellschaftskreisen, insbesondere in der Businesswelt, nach wie vor als Zeitverschwendung – mehr oder weniger ungenutzte Stunden, in denen wir nur herumliegen und nichts tun oder leisten. Anscheinend haben daraus viele Leute abgeleitet, dass sie ihre Zeit deutlich besser nutzen können, indem sie weniger schlafen. Sie brüsten sich damit, wie wenig Schlaf sie doch bräuchten und wie produktiv sie doch seien. Wenn die wüssten, wie viel mehr sie erreichen könnten, indem sie sich regelmäßig eine ordentliche Mütze Schlaf gönnen!

Immer mehr Menschen leiden unter Schlafstörungen, können schwer einschlafen oder haben Schwierigkeiten damit, die ganze Nacht durchzuschlafen. Das Problem: Schlafdauer und -qualität sind entscheidend für unzählige körperliche und geistige Funktionen – und darüber lässt sich nicht verhandeln.[1] Guter Schlaf hilft deinem Körper dabei, sich über Nacht zu regenerieren und zu erholen. Um deine Leistungsfähigkeit zu erhalten, musst du deine persönlichen Schlafsaboteure identifizieren und am besten beseitigen. Das alles führt dazu, dass du voller Energie und Vorfreude in den Tag startest, weil deine Batterien wieder voll aufgeladen sind. Weiter so!

»Wenn ich ausgeschlafen bin, macht mir eigentlich alles Spaß.«

Neurowissenschaftlerin Friederike Fabritius

Während Friederike Fabritius von ihrem Leben, ihrem Job und ihrem Mindset erzählt, merkt man sofort: Alles, was sie tut, tut sie ganz bewusst, und sie genießt die Tatsache, dass sie genau das jetzt tun darf. Und zwar in jedem Bereich ihres Lebens. Die liebevolle Unterstützung ihres Ehemanns nennt die Neurowissenschaftlerin, Autorin und Vortragsrednerin einen ihrer größten Erfolgsfaktoren. »Ohne meinen Mann wäre es vielleicht genauso gelaufen, aber es ist einfach gut, wenn man jemanden an seiner Seite hat, der einen unterstützt. Es gibt ja viele Männer, die es, glaube ich, nicht verkraften können, wenn Frauen erfolgreich sind. Aber mein Mann lässt mich machen, was ich möchte.«

Dieser Aspekt ist für Friederike auch im Job nicht verhandelbar: »Ich mache immer nur das, wozu ich Lust habe. Ich zwinge mich nie zu etwas. Natürlich arbeite ich hart und diszipliniert, aber es fühlt sich nicht wie Arbeit an. Ich glaube, das ist der entscheidende Punkt: Ich habe Spaß an dem, was ich mache, und dadurch ist es eher wie ein Hobby, das ein bisschen ausgeufert ist. Ich habe noch nie gedacht: ›Oh Gott, morgen ist Montag!‹« Dabei geht es weniger darum, was sie macht, sondern wie sie sich dabei fühlt. »Wenn ich ausgeschlafen bin, macht mir eigentlich alles Spaß«, sagt sie. »Da brauche ich keine großartigen Erlebnisse. Wenn man unausgeschlafen ist, macht nichts Spaß. Dann ist es eine einzige Qual.« Abends hat die Powerfrau dennoch nicht unbedingt das Gefühl, alles geschafft zu haben, was sie an dem Tag tun wollte. Oft genug ändern sich Pläne oder etwas dauert länger als geplant. Das kann sie ohne Gewissensbisse akzeptieren. »Vor Kurzem habe ich mir ein professionelles Video-Aufnahmestudio eingerichtet. Daran habe ich auch das ganze Wochenende herumgebastelt, um es zu perfektionieren. Ich hätte stattdessen viele andere Dinge tun können. Es ist ein ständiges Gerangel: Worin investiere ich meine Zeit? Ich versuche einfach, eine gute Balance zu finden.« Nach der ersten fertigen Baustelle gibt es eine neue. Und dann noch eine. Und noch eine. Doch das hindert sie nie am Einschlafen.

Als Wissenschaftlerin weiß Friederike natürlich ganz genau, dass Schlaf eine entscheidende Rolle bei der Regeneration spielt: »Schlaf ist für mich die Nummer eins, wenn es um Burn-out-Prävention geht. Der wichtigste Faktor, um fit zu bleiben. Und ich glaube, es gibt nichts, was das Gehirn besser regeneriert als Schlaf.« Sie schläft im Durchschnitt acht Stunden und ihren größten Schlafsaboteur kann sie locker identifizieren: Ärger. »Ich versuche, mich nicht abends über etwas oder jemanden zu ärgern, sondern morgens. Wenn mich eine Person mehr nervt, als sie mir guttut, fliegt sie leider raus. Ich sortiere aus, mit wem ich meine Zeit verbringe.« In der Hinsicht ist Friederike sehr klar und rigoros.

Und wenn die Wut sie doch bis ins Bett begleitet? »Dann bin ich halt wach. Dann lese ich etwas, weil ich weiß, aus der Gedankenspirale komme ich nicht so schnell wieder raus. Da bin ich nicht unbedingt der buddhistische Mönch, da helfen auch keine Atemübungen. Wenn ich sauer bin, bin ich sauer. Aber am nächsten Tag ist es auch wieder gut.« Ihre Lösung ist deshalb denkbar einfach: Um 18 Uhr schaltet sie ihr Smartphone aus. Immer. Friederike nimmt aber gerne ein Buch mit ins Bett, lässt die Rollläden herunter, damit es stockdunkel ist, und legt schon mal ihre Schlafmaske und ihr Lavendelspray bereit. »Ich habe sogar eine Gravity-Decke, so eine richtig schwere Decke«, verrät sie. »Ich weiß nicht, ob das den Schlaf wirklich verbessert, aber ich finde sie einfach supergemütlich und kuschelig.« Der Wohlfühleffekt ist entscheidend.

Für die fünffache Mutter ist es wichtig, dass die Kinder, aber auch die Eltern gut ins Bett kommen. Deswegen achtet sie auf einen geregelten Ablauf vor dem Schlafengehen: »Wir essen relativ früh, so gegen 18 Uhr. Danach wird gebadet, sie ziehen sich um, putzen die Zähne – und ab ins Bett. Als sie kleiner waren, habe ich ihnen immer etwas vorgesungen. Jetzt hören sie abends lieber Hörspiele, während sie im Bett liegen. Davon sind sie ganz besessen!« Friederikes Kinder schlafen bis jetzt noch alle gemeinsam in einem Zimmer. »Dann weiß ich, wo sie sind, alle fünf«, schmunzelt sie. »Meine Kinder sind so – wenn einer fehlt, dann wird gemotzt. Sie sind immer gerne zusammen und beruhigen sich auch gegenseitig. Sie fühlen sich richtig wohl, wenn alle da sind.« Bei den drei Jüngsten hat Friederike schon im Säuglingsalter mit einer guten Schlafhygiene angefangen. »Ruhe, Rhythmus, Regelmäßigkeit. Ich habe sie nicht rund um die Uhr im Tuch herumgetragen, weil das dazu führt, dass die Kinder überhaupt nicht mehr einschlafen können, ohne dass man sich bewegt. Ich habe sie gewissermaßen darauf konditioniert, allein in ihrem eigenen Bett zu schlafen – und das hat auch sehr gut funktioniert.«

Als die Kinder noch kleiner waren, hat Friederike nicht immer ausreichend Schlaf abbekommen. Und auch heute gibt es Nächte, in denen sie mal aufwacht oder nach denen sie sich wie gerädert fühlt. Ihre Methode, um wieder Energie zu tanken: Tageslicht, frische Luft und ein Mittagsschlaf, wenn sich das einrichten lässt. »Einfach um ein bisschen auszugleichen. Das tut gut – und sei es, dass ich nur etwas lese und mich ein bisschen ausruhe. Dann habe ich zumindest das Gefühl, bis abends durchhalten zu können.« Auf Kaffee, Alkohol oder andere Stimulanzien als Aufputschmittel verzichtet Friederike hingegen ganz bewusst. »Ich will jederzeit einschlafen können, wenn ich es möchte, ohne mich darüber zu ärgern, noch spät einen Kaffee getrunken zu haben.«

Als Vortragsrednerin muss sie vor vielen Leuten souverän und kraftvoll agieren. Lampenfieber ist da schon manchmal am Start, gibt Friederike offen zu: »Also, ich bin schon ein bisschen aufgeregt, aber nicht so, dass ich in der Nacht zuvor nicht schlafen könnte. Ich brauche das sogar, denn wenn ich zu gelangweilt bin, wenn es mich gar nicht nervös macht, bin ich nicht so gut. Es muss schon ein bisschen herausfordernd sein. Dann wird mein Vortrag besser!«

Generell findet sie, dass wir unsere Einstellung zum Arbeiten verändern müssen: »Wir sollten uns von dem Irrglauben verabschieden, dass es irgendwie gut sei, so viel zu arbeiten, dass wir nicht zum Schlafen kommen. Wir sind wesentlich produktiver, haben wesentlich bessere Ideen, wenn wir ausgeschlafen sind.« Und sie ist sich sicher: »Viele Probleme entstehen, weil jemand schlecht geschlafen hat und sich nicht wohlfühlt. Ich glaube, wenn man dem Schlaf Priorität einräumt, gelingen einem auch andere Aspekte des Lebens besser.«

Die dunkle Seite der Nacht: Schlechter Schlaf und seine Folgen

Ich kann mich noch gut an meine Zeit als Zivildienstleistender erinnern. Ich arbeitete als Rettungssanitäter und in unserem Gebiet lag auch ein längerer Autobahnabschnitt, auf dem sehr viele Unfälle, vor allem Lkw-Unfälle, in den frühen Morgenstunden passierten. Das lag an zwei Faktoren: Die Lkw mussten frühmorgens im Hamburger Hafen sein, damit die Ladungen auf die Schiffe gebracht werden konnten. Daher mussten viele Fahrer die Nacht durchfahren und waren häufig übermüdet. Zudem gibt es auf diesem Autobahnabschnitt kilometerlange Geraden, die das Fahren sehr monoton machen. Eine fatale Kombination. Viel zu oft musste ich mit meinen Kollegen zu verheerenden Unfällen mit Schwerverletzten ausrücken, die Fahrbahn mit verstreuter Ladung übersät: Tonnen von Baumaterial, unzählige Schweinehälften oder Abertausende Traubenzuckerwürfel.

Die Übermüdung führt zu einer Verschlechterung der Wahrnehmung, Aufmerksamkeit und Konzentration, und dadurch sinkt die Reaktionsfähigkeit Nicht umsonst gelten Tagesmüdigkeit und der berüchtigte Sekundenschlaf als häufige Unfallursachen.[2] Auch mehrere meiner Interviewpartner erzählten mir von den negativen Auswirkungen eines kurzzeitigen Schlafmangels, den sie bereits am eigenen Leib erfahren haben: Wolfgang Leikermoser und Alexander Herrmann sprechen von Wortfindungsstörungen, Franziska Lubojanski fällt es bei der Übergabe am frühen Morgen schwer, zu kommunizieren.

Allein die Zeitumstellung von Winter- auf Sommerzeit – die in Europa ja hoffentlich bald endgültig der Vergangenheit angehört – bringt unsere innere Uhr jedes Jahr aufs Neue merklich aus dem Takt. Das hat kurzfristige negative Effekte auf unsere körperliche Gesundheit. So zeigt eine Studie, dass am Montag nach der Umstellung auf Sommerzeit 25 Prozent mehr Herzinfarkte gemeldet werden. Im Herbst, am Dienstag nach der Umstellung der Uhren auf die Winterzeit, gibt es 21 Prozent weniger Herzinfarkte.[3] Laut einer Untersuchung nimmt die Zahl der Arbeitsunfälle am Montag nach der Zeitumstellung zu, bei der Rückstellung ist kein derartiger Effekt feststellbar. Außerdem schlafen die Menschen in der Nacht nach der Umstellung demnach 40 Minuten weniger.[4]

Aus der Zeitumstellung im Frühjahr resultiert für viele Menschen eine Schlafverkürzung – de facto ein Mini-Jetlag – und damit ein leichter chronischer Schlafmangel, bis wieder Winterzeit, also unsere Normalzeit, herrscht. Während der Sommerzeit ist es zwar abends der Uhrzeit nach eine Stunde länger hell, doch damit verschiebt sich auch die Zeit, in der unser Gehirn durch das abnehmende Tageslicht das Signal bekommt, dass es nun Melatonin bilden soll. Denn unsere innere Uhr, die auf die Veränderung der Lichtverhältnisse mit der Freisetzung des Schlafhormons reagiert, bleibt so programmiert wie eh und je. Wir werden also eine Stunde später müde und gehen damit auch später ins Bett. Allerdings müssen die meisten Menschen am nächsten Morgen trotzdem aus den Federn, entsprechend der umgestellten Uhrzeit.

Die Forschung weiß sogar: Ohne Schlaf sterben wir über kurz oder lang genauso wie bei fehlender Flüssigkeits- oder Nahrungszufuhr! Das haben die Wissenschaftler natürlich nicht an Menschen getestet, aber einige Ratten sind ihren Versuchen schon zum Opfer gefallen: Den Tieren wurde komplett der Schlaf entzogen. Nach nur wenigen Tagen verschlechterten sich Farbe und Qualität ihres Fells, sie verloren trotz ausreichender Nahrungszufuhr stark an Gewicht und verstarben innerhalb von vier Wochen permanenten Schlafentzugs.[5] Für unsere Spezies gibt es bislang überwiegend Einzelfallberichte, etwa Rekordversuche von Menschen, die sich auf bis zu elf Tage ohne Schlaf steigerten. Die Folge: Erinnerungslücken, Konzentrationsschwäche und sogar Halluzinationen mit extremen Wahnvorstellungen. Die Auswirkungen auf unseren Geist zeigen sich schnell: Machen wir eine Nacht durch, bleiben also 24 Stunden am Stück wach, sind wir im wahrsten Sinne des Wortes schlaftrunken: Unsere kognitiven Fähigkeiten liegen auf dem Niveau bei einem Rauschzustand, also bei einem Blutalkoholspiegel von 1 Promille.[6] Schlafentzug ist eine Tortur für Körper und Geist – und wird nicht von ungefähr seit Langem bei Verhören eingesetzt.[7]

Ich nehme stark an, dass andere Gründe dich vom Einschlafen oder Durchschlafen abhalten. Die langfristigen Effekte auf deine körperliche und geistige Gesundheit können dennoch gravierend sein, vor allem bei einem chronischen Schlafdefizit.

Wechselbad der Gefühle

Fangen wir mit etwas Harmlosem an. Kennst du die Snickers-Werbung mit dem Claim »Du bist nicht du, wenn du hungrig bist«? Darin mutieren die Protagonisten zu Diven und verwandeln sich erst zurück, nachdem sie genüsslich in den Schokoriegel gebissen, also einen Happen gegessen haben. So ähnlich kannst du dir die Reaktion deines Körpers auf Schlafmangel vorstellen: Du veränderst dich – und zwar absolut nicht zum Positiven. Bestimmt hast du auch schon festgestellt, dass du schneller gereizt oder verärgert, ungerecht oder übermäßig penibel bist, wenn du in der Nacht zuvor (oder gar mehrere Nächte in Folge) mies geschlafen hast. Wenn dann noch mehrere Unausgeschlafene aufeinandertreffen, ist das Chaos komplett und Streit fast vorprogrammiert. Das macht das zwischenmenschliche Miteinander nicht gerade einfacher, der Effekt an sich ist aber nicht weiter verwunderlich. Schlecht geschlafen zu haben gilt dennoch nicht als Entschuldigung für pampiges Verhalten, da muss ich dich leider enttäuschen.

Wo wir gerade bei zwischenmenschlichen Beziehungen und damit indirekt beim Thema Sex sind: Wenig Schlaf macht kleine Eier.[8] Kein Scherz! Manchmal wundere ich mich ja schon ein bisschen darüber, welche Fragen mithilfe von Studien beantwortet werden sollen. So kamen Wissenschaftler auf die Idee, die Größe der Hoden der Probanden in Relation zur Schlafdauer zu vermessen. Ähnlich negative Auswirkungen hat schlechter oder wenig Schlaf offenbar auf die Spermienanzahl und den Testosteronspiegel.[9] Beides zentrale Faktoren für die Fortpflanzung: Kleinere Hoden und ein niedriger Testosteronspiegel beeinflussen offenbar die Anzahl und die Qualität der Spermien, was mit darüber entscheidet, ob die weibliche Eizelle erfolgreich befruchtet wird und ein Baby entsteht – oder eben nicht. Vergleichbare Daten zur Fortpflanzungsfähigkeit im Zusammenhang mit der Schlafdauer gibt es übrigens auch bei Frauen: In einer Studie fanden die Wissenschaftler heraus, dass der Spiegel des follikelstimulierenden Hormons um 20 Prozent absank, wenn die Probandinnen regelmäßig weniger als sechs Stunden pro Nacht schliefen.[10] Da dieses Hormon die Reifung der Eizellen und den Eisprung beeinflusst, kann es also sein, dass die Erfüllung eines Kinderwunsches in weitere Ferne rückt – und das aufgrund von Schlafmangel.

Das sexuelle Verlangen sinkt bei niedrigem Testosteronspiegel, ein Hormonmangel wirkt sich aber auch anderweitig auf die Gesundheit und Leistungsfähigkeit aus: Knochenstoffwechsel, Muskelaufbau, Körperkraft, Konzentration, Motivation werden beeinflusst. All das kann negative Effekte für das Selbstverständnis, das Selbstvertrauen, die Stimmung und die Performance hervorrufen – und damit für die Verwirklichung von Zielen. Wie Oliver Kahn einst sagte: »Eier, wir brauchen Eier!«[11] Zwar spielte er in diesem legendären Interview darauf an, dass seine Mannschaftskameraden selbstbewusst signalisieren sollten, wo sie stehen und wie stark sie sind, um voller Überzeugung ihr Spiel durchziehen und gewinnen zu können. Doch um Eier zu haben und Spitzenleistung abzurufen, ist es eben auch wichtig, richtig gut zu schlafen. Erstaunlich, wie wir mit unserem Schlafverhalten grundlegende körperliche Prozesse positiv beeinflussen können!

Es gibt aber auch noch andere Auswirkungen auf unser Hormonsystem: In einer Studie kam heraus, dass Menschen bei gleicher Kalorienzufuhr und körperlicher Aktivität mit acht Stunden Schlaf deutlich besser abnehmen, als wenn sie nur mit fünf Stunden Schlaf pro Nacht auskommen müssen. Die Forscher gehen davon aus, dass Schlaf eine wichtige Rolle im Energiehaushalt spielt, der durch die Hormone Leptin und Ghrelin gesteuert wird. Leptin zeigt dabei unserem Körper ein Sättigungsgefühl an, Ghrelin im Gegensatz dazu das Hungergefühl.[12] Bei Schlafmangel ist demnach der Leptinspiegel niedriger und der Ghrelinspiegel erhöht.[13] Achte bei einer Ernährungsumstellung also nicht nur darauf, was du wann isst, sondern vor allem auch, ob du dir dabei ausreichend Schlaf gönnst. Dann hast du im Idealfall auch gar keinen Schokoladen-Jieper mehr. Win-win, würde ich sagen!

Leistungsfähigkeit am Limit

An manchen Tagen gehen dir die Dinge ganz leicht von der Hand, an anderen Tagen läuft alles nur schleppend und träge. Vielleicht ist dir in dem Zusammenhang schon mal aufgefallen, dass du in der Nacht zuvor besonders gut beziehungsweise besonders schlecht geschlafen hast. Das ist kein Zufall! Deine Schlafqualität entscheidet maßgeblich darüber, wie viel Energie dir am folgenden Morgen für deine Aktivitäten zur Verfügung steht. Vor allem wenn du kreativ sein möchtest, etwas Neues lernen oder Spitzenergebnisse erzielen willst, brauchst du vollgeladene Akkus, um dein Potenzial auszuschöpfen. Bei Schlafmangel kommst du aber gar nicht in die volle Leistungsfähigkeit, sondern bist beim Start in den Tag nur bei 75, 80 Prozent oder sogar noch weniger.

Schlafmangel führt zu einem niedrigeren Energieniveau des Gehirns, da die Reservesubstanz zur Energiegewinnung – das Glykogen – nicht gebildet wird.[14] Ohne dieses Kohlenhydrat kann beispielsweise dein Frontalhirn nicht optimal arbeiten. Dieser Bereich entscheidet über deine Willensstärke, deine Reflexion und Handlungsplanung. Mit Disziplin, Konzentration und Impulskontrolle ist es bei einem Schlafdefizit demnach nicht sonderlich weit her. All diese Fähigkeiten sind aber in vielen Lebensbereichen extrem wichtig, da sie über unsere Erfolgschancen mitentscheiden. Unausgeschlafen kannst du schlecht an deine Grenzen gehen oder gar über dich hinauswachsen. So lange hältst du gar nicht durch, weil du viel zu schnell abschweifst! So fanden Forscher deutliche Anzeichen für eine erhöhte Ablenkbarkeit bei unausgeschlafenen Probanden, die einer Videovorlesung am Computer folgen sollten. Sie verplemperten stattdessen deutlich mehr Zeit mit ziellosem Herumsurfen im Internet.[15] In Zeiten von Corona mit unzähligen Mitarbeitern im Homeoffice gewinnen solche Ergebnisse für Online-Meetings durchaus an Bedeutung. Eine andere Studie ergab, dass Schlafmangel nicht nur die Fähigkeit reduziert, rationale Entscheidungen zu treffen, sondern auch die Fähigkeit, intuitiv auf neue Situationen zu reagieren – was in vielen Bereichen des täglichen Lebens entscheidend sein kann.[16]

Ausgeschlafen können wir also deutlich besser antizipieren und uns besser konzentrieren. In vielen Berufen, in denen es um Sicherheit geht – etwa bei Ärzten, Piloten, Lkw- oder Busfahrern, Zugführern und vielen mehr –, entscheidet dies manchmal über Leben und Tod. Aber auch für Höchstleistungen im sportlichen Wettkampf, im Studium oder im Job brauchen wir diese Fähigkeiten Tag für Tag.

Attacke auf Leib und Leben

Unser vegetatives Nervensystem steuert viele wichtige Körperfunktionen wie Herz, Kreislauf, Verdauung, Atmung et cetera, die wir willentlich nur wenig beeinflussen können. Es besteht aus den Gegenspielern Sympathikus und Parasympathikus. Der Sympathikus unterstützt uns dabei, aktiv zu werden, und stellt volle Energie für die Kampf-oder-Flucht-Reaktion zur Verfügung. Dabei werden Stresshormone wie Adrenalin, Noradrenalin oder Cortisol freigesetzt, der Kreislauf aktiviert, die Lunge geweitet und die Verdauung runtergefahren. Der Parasympathikus führt uns hingegen eher in die Entspannung und Regeneration, stärkt Immunsystem und Verdauung, baut Energie wieder auf. Die Aktivierung des Sympathikus ist grundsätzlich eine gute Einrichtung unseres Körpers – doch bei Schlafmangel führt sie zu einer Reihe von negativen Effekten, vor allem auf das Herz-Kreislauf-System. Bei Erwachsenen, die durchschnittlich weniger als fünf Stunden pro Nacht schlafen, ist das Risiko für einen Schlaganfall oder Herzinfarkt mehr als doppelt so hoch (!) wie bei Menschen, die auf sieben bis acht Stunden Schlaf kommen.[17]

Unser gesamtes Immunsystem bekommt Schlafdefizite zu spüren, was zu einer verminderten Aktivität der Immunzellen und der Signal- und Botenstoffe führt. Im Klartext: Wir sind anfälliger für Infekte aller Art. Eine Studie hat gezeigt, dass Probanden, die in der Woche vor einer Grippeschutzimpfung siebeneinhalb bis achteinhalb Stunden schlafen konnten, eine bessere Antikörperbildung hatten, während Teilnehmer, die nur vier Stunden Schlaf abbekommen hatten, eine um 50 Prozent geringere Bildung von Antikörpern aufwiesen.[18] In einer aktuellen Studie zeigte sich, dass Mitarbeiter im Gesundheitswesen mit jeder zusätzlichen Stunde Schlaf in der Nacht ein 12 Prozent geringeres Risiko für eine Covid-19-Erkrankung hatten.[19]

Und es wird noch schlimmer: Schlafmangel führt zu einer Abnahme der Aktivität der Natural Killer Cells oder NK-Zellen – das sind spezielle Lymphozyten, die es unter anderem auf Bakterien, Viren und Tumorzellen abgesehen haben. Das ist keine brandneue Erkenntnis, das wissen wir schon seit Mitte der Neunzigerjahre: In einer Studie wiesen Probanden, die nur vier Stunden Schlaf bekamen, rund 70 Prozent geringere Aktivität der NK-Zellen auf als Teilnehmer, die acht Stunden und mehr Schlaf bekommen hatten.[20] In einer anderen Studie kam heraus, dass Krankenschwestern, die im Schichtdienst arbeiteten, deutlich häufiger an Brustkrebs erkrankten als Personen aus der Vergleichsgruppe.[21]

Auf lange Sicht könnte Schlafmangel nach Ansicht einiger Forscher auch Demenz oder Alzheimer begünstigen, da das Ausspülen von Giftstoffen und Abfallprodukten aus dem Gehirn eine wichtige Schutzfunktion gegen diese Erkrankungen darstellt – und dieser Prozess läuft überwiegend im Schlaf ab (mehr dazu in Kapitel 2).

Wie du siehst, ist die Bandbreite der wissenschaftlichen Erkenntnisse zum Thema Schlafmangel groß. Und die Aussichten bei chronischem Schlafmangel sind alles andere als rosig. Einiges gilt aufgrund langjähriger Forschung und unzähliger Studien als hinreichend gesichert. Doch so manches Mal gibt es lediglich erste Hinweise und Vermutungen, weil gerade bei komplexen Krankheitsbildern keine simplen Kausalzusammenhänge bestehen. Es ist immer ein Zusammenspiel aus den unterschiedlichsten Faktoren. Als Mediziner bin ich fest davon überzeugt, dass Schlafmangel in vielerlei Hinsicht eine Rolle spielt und einen großen Einfluss auf unsere körperliche und geistige Gesundheit hat. Es gibt so vieles im Leben, das wir hinnehmen müssen, doch unser Schlafverhalten ist etwas, das wir mühelos besser in den Griff bekommen können. Wir müssen es nur wollen und auch wirklich tun. Wenn das langfristig positive Effekte auf unsere gesamte Gesundheit hat, umso besser! Findest du nicht auch?

Süßer Kontrollverlust: Vertrauensvoll in den Schlaf sinken

»Ich bin so knallvergnügt erwacht. Ich klatsche meine Hüften. Das Wasser lockt. Die Seife lacht. Es dürstet mich nach Lüften.« Mit diesen Zeilen beginnt ein Gedicht von Joachim Ringelnatz mit dem Titel »Morgenwonne« – ein Begriff, den ich sehr passend finde. Stell dir das doch mal vor: Wäre es nicht wunderbar, morgens wieder richtig ausgeschlafen und voller Energie in den Tag zu starten? Würde es sich nicht großartig anfühlen, voller Vorfreude auf die spannenden Erlebnisse und Begegnungen des neuen Tages aufzustehen? Damit das möglich wird, brauchst du einen gesunden und erholsamen Schlaf, der deine Regeneration Nacht für Nacht sicherstellt.

Wenn du schläfst, bist du bewusstlos. Es passiert einfach so mit dir. Diesem natürlichen Vorgang sollst du dich wieder anvertrauen und hingeben können. Du sollst die schönen Seiten des Schlafs entdecken, dich genüsslich einkuscheln und denken: »Jetzt kann ich den Tag loslassen und mich schlafen legen, ganz leicht. Weil ich weiß, dass er sich über Nacht um alle meine Zellen kümmert, sie repariert und mich mit neuer Energie versorgt.«

Jeden Abend kommt die Welt allmählich zur Ruhe. Der Himmel wird dunkler und dunkler, das Tageslicht löst sich in einem wunderbaren roten Farbenmeer auf. Nun ist es an der Zeit, dass auch du allmählich zur Ruhe kommst, die Stimmen in deinem Inneren und auch die Geräusche um dich herum immer leiser werden und du dich gemütlich ins Bett kuschelst. Du blickst wohlwollend und zufrieden auf einen erfüllten Tag zurück. Okay, es war vielleicht nicht alles perfekt – aber wann ist es das schon? Vieles hat dafür umso besser geklappt als gedacht! Und du freust dich jetzt schon auf morgen.

Du gähnst ein paarmal genüsslich und eine angenehme Schwere hält Einzug in deinen Körper, lässt deine Augenlider nach unten sinken. Dein Kopf ruht sanft auf deinem Kopfkissen, es duftet frisch und rein, dein Nacken kann sich entspannen. Du schließt die Augen, deine Gedanken werden träge; du lässt sie einfach kommen und gehen. Im Bett kannst du dich genüsslich lang machen, deinen Rücken und die Wirbelsäule strecken. Dein Herzschlag verlangsamt sich, und auch die ganze Anspannung in deinen Muskeln lässt mit jedem Atemzug mehr und mehr nach. Ein wunderbarer Cocktail aus Melatonin, Adenosin, Serotonin und Oxytocin durchflutet deine Zellen und flüstert ihnen zu: »Es ist Zeit für eine gute Nacht. Es ist Zeit für die tägliche Regeneration.«

Dein Schlaf will dich wieder zu Kräften bringen – jede Nacht aufs Neue. Er spült deine Zellen durch, transportiert allen Müll nach draußen, versorgt dich mit neuer Energie, verstärkt das Netz deiner Erinnerungen und verankert dein neu gewonnenes Wissen in den Tiefen deines Gedächtnisses. Du musst ihn nur lassen. Nimm noch einen tiefen Atemzug. Atme aus, entspanne dich, und dein Körper gleitet langsam in den Schlummer. Alles darf sich lösen und wie von Geisterhand neue Möglichkeiten schaffen. Denn selbst wenn du völlig abschalten und dich dem Schlaf hingeben kannst, ist dein Inneres hochaktiv und sorgt dafür, dass sich deine Kreativität über Nacht neu auflädt, deine emotionale Ausgeglichenheit wächst und dir Ruhe und Souveränität im Alltag schenkt. Der Schlaf ist dein schützender Mantel, dein Kokon der Erholung, des inneren Friedens, und er schenkt dir Zeit – Zeit, in der du ruhst, einfach weg bist, dich hingeben darfst, dich treiben lässt, in die Traumwelt einsinkst, alles loslässt und darauf vertraust, dass sich alles selbst reguliert, gut wird und gut ist.

»Man braucht ein gewisses Schlafselbstvertrauen.«

LinkedIn-Mitgründer Konstantin Guericke

Dass Schlaf eine entscheidende Rolle für die Leistungsfähigkeit am Tag spielt, ist Konstantin Guericke vollkommen klar. »Schlaf, Bewegung und Ernährung – das sind für mich die drei Säulen des Erfolgs«, sagt er mit Bestimmtheit. Mit dem Thema hat er sich jedoch erst in seiner Studienzeit an der Stanford University bewusst beschäftigt und sein Wissen erweitert. »Als Jugendlicher habe ich nicht viel darüber nachgedacht, wahrscheinlich auch ein bisschen weniger Schlaf bekommen, als ich brauchte, aber in der Zeit hat man eben andere Prioritäten«, gibt er ehrlich zu. »In Stanford hatten wir Dozenten im Wohnheim, sodass man im kleinen Kreis mit ihnen reden konnte. Darunter auch Professor Dement, eine Koryphäe unter den Schlafforschern. Damals, vor 30 Jahren, erklärte er, dass es ein relativ neues Feld ist und dass es ein Schlaflabor gibt, in dem die Leute beobachtet und alle möglichen Dinge ausgewertet werden.« Als weitere Erfolgsfaktoren nennt er Kontakte und Beziehungspflege. »Kontakte braucht man einfach, wenn man etwas aufbauen will, und man braucht Vertrauen. Über Kontakte bekommt man häufig gute und hilfreiche Informationen, die einen gewissen Wert und auch Wettbewerbsvorteile bringen können.« Außerdem ist seiner Ansicht nach

Ausdauer beim Auf- und Ausbau des persönlichen Skill-Sets nötig, wobei Fähigkeiten in den Bereichen Kommunikation und Konfliktlösung besonders wichtig sind.

Mit dem Thema Kontaktaufbau und -pflege kennt sich der Mitgründer von LinkedIn natürlich bestens aus. Dabei geht es – wie so oft im Leben – eher um Qualität als um Quantität. Soziale Netzwerke sieht er daher als zusätzliches Tool, nicht als Ersatz für persönliche Treffen – gerne bei einer gemeinsamen Wanderung statt im immergleichen Restaurant oder noch schlimmer: im Konferenzraum. Warum? »Einfach weil Bewegung guttut und man in der Natur kreativer ist. Ich merke auch: Man erinnert sich besser an manche Sachen, über die man sich unterhält, weil man eine visuelle Verbindung zu einem Teil des gemeinsamen Wegs hat.«

In der aufreibenden Gründerszene tagein, tagaus die beste Leistung abzurufen, kann schon herausfordernd sein. Die Emotionen sind oft auf einer Achterbahnfahrt – Euphorie bei Erfolgen, etwa bei der Erschaffung neuer Konzepte oder Produkte, aber auch Frustration, wenn keine neuen Kunden kommen, Bestandskunden abspringen oder brandneue Produkte einfach nicht richtig funktionieren. Dazu kommt die Belastung durch lange Arbeitszeiten und in vielen Fällen unzählige Stunden vor dem Computerbildschirm. Und dabei soll man am besten rund um die Uhr kreativ sein! Mit Mitte 20 war Konstantin dauerbeschäftigt, arbeitete in Start-ups mit. »Ich habe schon damals gemerkt, dass ich ohne acht Stunden Schlaf nicht so gut drauf bin und in der Regel eher neun Stunden schlafe, wenn ich nicht aufstehen muss. Ich glaube, jeder muss für sich herausfinden, was er braucht. Ich kann mit sieben Stunden Schlaf funktionieren, acht Stunden sind okay und neun Stunden sind ideal.« Dieses Muster hat sich über die Zeit auch nicht verändert. Wenn Konstantin mal nicht seine volle Dosis Schlaf bekommt, versucht er, den verlorenen Schlaf am Wochenende nachzuholen. Aber ihm ist auch klar, dass das keine Dauerlösung sein kann: »Man kann Schlaf nicht beliebig verteilen – an einem Tag nur drei Stunden und am nächsten dann zwölf Stunden.«

Besondere Probleme, abends runterzukommen und einzuschlafen, hatte Konstantin dennoch nie. »22:30 Uhr ist so meine Zeit«, erzählt er. »Als ich jünger war, war es eher Mitternacht. Manchmal ist es mit dem Schlafen schwieriger, wenn man zum Beispiel kleine Kinder hat. Da muss man auch nachts raus, ihnen eine Flasche geben und sie ins Bett zurückbringen.« Nachts wach zu werden, ist manchmal eben einfach unvermeidbar. Wichtig ist seiner Meinung nach der richtige Umgang damit. Konstantin schaut zum Beispiel nie auf die Uhr. Zum einen würde ihn das helle Licht richtig aufwecken, zum anderen sieht er die Uhrzeit als unnötige Stimulierung des Gehirns. Diese Information könnte beunruhigend wirken. Daher lässt er es bleiben und gibt sich lieber wieder vertrauensvoll dem Schlaf hin. »Man braucht ein gewisses Schlafselbstvertrauen, so nenne ich das mal«, sagt er. »Wenn einem das fehlt, macht man sich Sorgen, dass man nicht mehr einschlafen kann, wenn man nachts aufwacht. Und das hält einen dann wach, wenn es wirklich mal passiert.«

Konstantin hat über die Jahre festgestellt, dass er insgesamt besser schläft, wenn er sich tagsüber sportlich betätigt. Besonders gut findet er Aktivitäten mit aerobem Stoffwechsel wie Dauerlauf oder lange Wanderungen. Darüber hinaus geht er joggen und spielt Tennis. Und auf einen besonderen gesundheitsfördernden Effekt des Schlafs schwört Konstantin seit vielen Jahren: Bei den ersten Anzeichen einer Erkältung legt er sich konsequent ins Bett und schläft besonders viel und besonders lang – auch am Nachmittag, was er sonst eigentlich nicht tut. »Früher habe ich auf so etwas nicht geachtet, oder ich hatte einfach zu viele andere Sachen zu tun«, gibt er zu.

Bei einem Start-up-Gründer erwartet man schon fast, dass er sich tagsüber mithilfe von Koffein pusht, um seine volle Leistung abzurufen – doch das ist bei Konstantin überhaupt nicht der Fall. »Ich finde, er riecht schön, aber er hat keinen besonderen Effekt auf mich. Ich kann auch Kaffee kurz vor dem Schlafengehen trinken, und es ist kein Problem«, beschreibt er. Doch als Geschäftsmann ist es ihm wichtig, ausreichend zu schlafen, zum Beispiel auf Reisen, was naturgemäß besondere Herausforderungen mit sich bringt. Seine Strategie: Er hält sich bis kurz vor der Abreise beschäftigt und nimmt später Melatoninpräparate ein, um einen gewissen Schlafdruck aufzubauen und den Jetlag zu minimieren. »Wenn ich unausgeschlafen in den Flieger steige, kann ich leichter im Flugzeug schlafen, als wenn ich vorher schon ausgeruht bin. Vor Ort, in der neuen Zeitzone, versuche ich mich sofort einzugewöhnen«, erzählt er. Das bedeutet: Seine Essens- und Schlafenszeiten passen zur aktuellen Zeitzone. Seine geliebte Schlafmaske nimmt Konstantin nicht nur auf Flüge, sondern überallhin mit und nutzt sie sogar zu Hause, denn das Schlafzimmer ist zwar abgedunkelt, aber es kommt doch ein bisschen Licht rein.

Im Business fühlt sich Konstantin oft wie ein Künstler, der Freiraum braucht, um wirklich kreativ zu sein. »Während der Arbeit geht es um kurzfristige Probleme. Erst wenn man allmählich zur Ruhe kommt, kann man ein bisschen langfristiger nachdenken. Mir kommen viele Ideen abends oder sogar nachts – und eine Zeit lang hat mich das wirklich wach gehalten.« Konstantin war besorgt, sich am nächsten Morgen nicht mehr an seine Einfälle erinnern zu können, und das stresste ihn. Das Mittel gegen diesen Schlafsaboteur war pragmatisch und simpel: Er legte einen Notizblock neben sein Bett, um Geistesblitze sofort aufschreiben und beruhigt weiterschlafen zu können. Doch sobald er dazu das Licht einschaltete, war er schlagartig wach! Also schrieb er seine Einfälle nur noch im Dunkeln auf, aber das brachte ein neues Problem mit sich: »Ich konnte das Gekritzel am nächsten Morgen nicht mehr entziffern und verbrachte viel Zeit damit herauszufinden, was ich da wohl aufgeschrieben hatte.« Doch auch dafür wird Konstantin sicher eine Lösung finden. Im Traum wird das aber wohl nicht passieren, da schwirren ihm ganz andere Geschichten durch den Kopf, wie er verrät: »In den letzten Jahren träume ich häufig von der Schulzeit, von damals. Ich hatte ohnehin nie das Gefühl, dass im Traum irgendwelche Sachen rauskommen, die in meinem Leben wirklich hilfreich sind.« Konstantin ist eben kein Träumer, sondern ein Macher.

2

Heldenschlaf: Jeden Tag volles Potenzial

In meiner Schulzeit stand Schlaf nicht auf dem Lehrplan. Wenn wir allzu müde im Unterricht wirkten, hat vielleicht mal ein Lehrer gesagt, wir sollten früher ins Bett gehen. Doch wie wichtig Schlaf für unsere Gesundheit und unsere Leistungsfähigkeit ist und worauf wir dabei achten müssen, das fehlte. Ich finde das sehr schade und glaube, aus diesem Grund neigen viele Menschen in ihrem späteren Leben dazu, gelegentlichen Problemen beim Ein- oder Durchschlafen zu wenig Bedeutung beizumessen. Bei längeren Phasen mit Schlafstörungen nehmen sie eine Schlaftablette ein, weil das eine schnelle Lösung verspricht. Wie viele dieser Patienten wissen gar nicht, dass es möglich ist, den Schlaf auf natürliche Weise zu verbessern?

Ich werde oft nach dem *einen* ultimativen Tipp für traumhaften Schlaf gefragt. Leider gibt es den nicht, denn unser Schlaf ist ein Zusammenspiel zahlreicher Faktoren, die sich ergänzen. Daher solltest du zunächst besser verstehen, wie der Schlafprozess überhaupt funktioniert und wie die einzelnen Komponenten ineinandergreifen, die Nacht für Nacht zu deiner Regeneration, Erholung und Energetisierung beitragen – zumindest im Idealfall.

Schlafphasen: Das Geheimnis der Nachtruhe

Vermutlich hast du schon mal davon gehört, dass wir jede Nacht beim Schlafen verschiedene Phasen durchlaufen. Vereinfacht gesagt: Unser Schlaf lässt sich in Intervalle von etwa 90 Minuten untertelen, und diese setzen sich wiederum aus drei Phasen zusammen, die Einschlaf- und Leichtschlafphase, die Tiefschlafphase und die Traumschlafphase. Idealerweise durchlaufen wir während einer Nacht fünf bis sechs solcher Zyklen.

Ein- und Leichtschlaf

Die Einschlafphase dauert etwa zehn Minuten, bei manchen mehr, bei manchen weniger. Es gibt Menschen, die müssen sich ein paarmal hin und her drehen, an der Bettdecke zupfen, das Kissen aufschütteln und sich schön gemütlich einkuscheln. Andere schlafen direkt, sobald sie das Kopfkissen berühren. Du weißt selbst, zu welcher Gruppe du dich eher zählen würdest.

Wenn uns in dieser Phase der Bettnachbar fragt: »Duuhuu, schläfst du schon?«, können wir darauf reagieren. Bei einem Blick in unser Oberstübchen würden wir im Elektroenzephalogramm (EEG) den Übergang vom Beta-Zustand in den Alpha-Zustand erkennen, in dem sich die Hirnwellen deutlich verlangsamen. Bei Beta-Wellen (13 bis 30 Hertz) im EEG sind wir wach, voll da, nehmen die Welt bewusst wahr, können gezielt denken und haben eine hohe Problemlösungskompetenz. In den tranceähnlichen Alpha-Zustand kommen wir unter anderem durch das Schließen der Augen und die damit einhergehende Entspannung. Alpha-Wellen (8 bis 12 Hertz) entsprechen dem Zustand des Tagträumens. Wir erreichen ihn auch in der Meditation oder wenn wir im Flow sind. In diesem Zustand sind wir besonders empfänglich für Suggestionen. Deswegen funktionieren dann auch positive Affirmationen und Mantras so gut (mehr dazu in Kapitel 4).

In der Leichtschlafphase, die ebenfalls einer Trance ähnelt, kommt unser Körper langsam zur Ruhe. Die Bewegungen werden weniger, die Atmung wird ruhiger und vertieft sich. Diese Phase dauert etwa 20 Minuten – und unser Bettnachbar könnte uns immer noch relativ leicht aufwecken, wenn er Redebedarf hat oder Ähnliches. Im zweiten Teil der Leichtschlafphase, auf dem Weg in den Tiefschlaf, verlangsamen sich unsere Hirnwellen weiter. Beim Übergang sind Theta-Wellen (4 bis 8 Hertz) messbar. Das passiert auch in einer tiefen Meditation. Beim Schlafen ist der Theta-Zustand ein kurzer Zwischenschritt, wenn wir aus dem Alpha-Zustand in den Tiefschlaf sinken oder aus diesem wieder auftauchen.

Tiefschlaf

Im Tiefschlaf ist die Atmung deutlich verlangsamt, die Muskeln entspannen sich und Puls, Blutdruck sowie Körpertemperatur fallen ab. Wir sind in einem traumlosen Zustand, es werden Hormone ausgeschüttet, unsere körpereigene Hausmeister- und Putztruppe geht ans Werk. Der größte Teil der Zellregeneration – insbesondere die Muskelerholung und das Muskelwachstum – findet in dieser Phase statt, Wachstumshormon sei Dank. In dieser Phase werden auch unsere Energieträger im Gehirn wieder aufgebaut, wie Glykogen oder Adenosintriphosphat (ATP).[22] Unsere vorderste Verteidigungslinie gegen Krankheiten, also unser Immunsystem wird gestärkt und wir schlafen uns schön. So etwa 30 bis 40 Minuten lang. Das Gehirn wird quietschsauber gespült und Gelerntes und wichtige Informationen werden im Langzeitgedächtnis abgelegt. Im EEG sind nun die langsamsten Hirnwellen zu sehen, die Delta-Wellen (0 bis 3 Hertz). Möglichst viel Tiefschlaf im Delta-Zustand sollte das Ziel sein, damit du dich möglichst gut regenerieren kannst.

Aus dem Tiefschlaf kann unser Bettnachbar uns nur schwer wecken, da unser Gehirn sich in einem besonders tiefen Stadium der Entspannung und Erholung befindet und äußere Reize nur schlecht wahrgenommen werden. Wir müssen richtig wach gerüttelt werden oder laute Geräusche wie einen Wecker oder einen Feueralarm hören.

Zu Beginn der Nacht sind die Tiefschlafphasen länger als zum Ende der Nacht – der Anteil verkürzt sich in Richtung Morgen zugunsten der Traumschlafphasen, die dann länger werden. Der gesamte Tiefschlafanteil pro Nacht sollte idealerweise bei anderthalb bis zwei Stunden liegen. Wenn du zu wenig Tiefschlaf abbekommst, bist du anfälliger für Krankheiten und fühlst dich müde und abgeschlagen, auch wenn du eigentlich lange geschlafen hast. Dann bist du tagsüber nicht so aufnahmefähig für neue Informationen und kannst dich nur schwer konzentrieren.

Traumschlaf

Die Traumschlafphase in einem Schlafzyklus dauert etwa 10 bis 30 Minuten. Zu Beginn der Nacht ist sie kürzer, verlängert sich dann zum Morgen hin – gegensätzlich zur Verkürzung der Tiefschlafphase. Im Traumschlaf oder REM-Schlaf träumen wir, Erlebtes und Emotionen werden verarbeitet und neue Eindrücke und Informationen in das bestehende Netzwerk eingeordnet. REM steht für »Rapid Eye Movement«, weil sich die Augen in dieser Schlafphase schnell bewegen. Die restliche Bewegungsmuskulatur – also die Skelettmuskulatur – ist hingegen erschlafft. Die Puls- und Atmungsfrequenz wie auch der Blutdruck steigen in dieser Schlafphase wieder an. Und im EEG würden wir Hirnwellen in einer hohen Frequenz sehen; die Aktivität unseres Gehirns ist durch das Träumen mit dem Wachzustand vergleichbar. Wir haben vermehrt Traumschlaf in der zweiten Nachthälfte, die auch für die Verankerung von prozeduralen Gedächtnisinhalten eine wichtige Rolle spielt. Das bedeutet: Neu erlernte Bewegungsmuster und -abläufe werden im Langzeitgedächtnis verankert.

Wenn du zu wenig Traumschlaf abbekommst, bist du insgesamt unausgeglichener und schlechter drauf, bist unaufmerksamer und kannst dir nur schwer Dinge merken. Im Idealfall sollten es in Summe – ähnlich wie beim Tiefschlaf – zwischen anderthalb bis zwei Stunden Traumschlaf pro Nacht sein.

Großreinemachen: Regeneration für Körper und Geist

Nacht für Nacht laufen wichtige Erneuerungsprozesse in deinem Körper ab. Zum Beispiel wird das sogenannte Wachstumshormon freigesetzt – ein wahrer Tausendsassa und nicht umsonst als Anti-Aging-Hormon bekannt. Es unterstützt die Wundheilung, stärkt dein Immunsystem, steigert deine Gedächtnisfähigkeit, trägt zur allgemeinen Regeneration, zur Muskelerholung und zum Muskelwachstum bei, unterstützt den Knochenstoffwechsel, verbessert dein Hautbild und sorgt für die Zellerneuerung. Du hast also einen körpereigenen Energie-Booster, einen fest installierten Jungbrunnen, der dich über Nacht mit neuer Lebenskraft durchflutet. Klingt zu schön, um wahr zu sein? Tja, leider gibt es tatsächlich einen Haken, vor allem für alle Nachtschwärmer: Das Timing ist für die Ausschüttung dieses Lebenselixiers entscheidend. Das meiste davon wird nämlich im Schlaf, speziell in den Tiefschlafphasen zu Beginn der Nacht zwischen 22 und 2 Uhr, freigesetzt.[23]

Ähnlich dem Lymphsystem, das deinen Körper von Giftstoffen reinigt, sorgt das sogenannte glymphatische System dafür, dass deine Hirnzellen auf 60 Prozent ihrer Größe schrumpfen und Abbauprodukte des Hirnstoffwechsels mittels Gehirnflüssigkeit ausgespült werden.[24] Dieser »Durchputzer« ist im Schlaf zehnmal so aktiv wie in deinen Wachphasen. Wolfgang Leikermoser nennt Schlaf auch ziemlich passend eine »Frischzellenkur fürs Gehirn«. Das bedeutet: Wenn du zu wenig Schlaf abbekommst, bleibt dem Reinigungstrupp zu wenig Zeit, um wirklich gründlich zu putzen – und du schleppst den unnötigen Ballast aus den verschiedensten Ecken am nächsten Tag noch mit dir herum. Das macht die in Kapitel 1 erwähnte wissenschaftliche These besser nachvollziehbar, dass Schlafmangel möglicherweise Demenz und Alzheimer begünstigt. Außerdem unterstützt das glymphatische System die Verteilung von Glukose, Aminosäuren, Wachstumshormon und Botenstoffen im Gehirn.

Schönheitsschlaf: Wer schön sein will, muss schlafen

Wenn du mehrere Nächte schlecht geschlafen hast, steht dir der Schlafmangel buchstäblich ins Gesicht geschrieben: Deine fahle Haut ist der miese Verräter. Das ist dir vielleicht beim prüfenden Blick in den Spiegel morgens auch schon mal aufgefallen. Woran liegt das? Weil Cortisol sozusagen der Erzfeind des Kollagens ist. Letzteres ist ein körpereigenes Protein, das deine Haut braucht, um straff und gesund auszusehen. Zu wenig Schlaf erhöht deinen Cortisolspiegel, was wiederum die Kollagenproduktion hemmt.[25]

Menschen mit Schlafdefizit wirken ungesund und wenig energiegeladen.[26] Oft können wir gar nicht genau benennen, warum jemand so rüberkommt. Tatsache ist aber, dass bei vielen persönlichen Begegnungen der erste Eindruck zählt und wir unbewusst das Äußere und die Ausstrahlung unseres Gegenübers bei wichtigen Entscheidungen einbeziehen. Bei Vorstellungsgesprächen wirst du also eher die Nase vorn haben, wenn du ausgeschlafen bist. Gleiches gilt bei Beförderungen oder in Verhandlungssituationen, etwa über dein neues Gehalt. Und auch in Meetings hilft dir eine souveräne Ausstrahlung, deine Ziele überzeugend zu präsentieren und dein Publikum zu begeistern. Auf der Bühne sowieso. Was im Business gilt, gilt auch in anderen Bereichen des Lebens, in denen du andere für dich gewinnen willst.

Unsere Stimmung spiegelt sich in unseren sozialen Interaktionen wider, sowohl im Berufsleben als auch im privaten Alltag. Erfolg – wie auch immer wir ihn definieren – stützt sich ebenfalls oft auf unsere sozialen Bindungen, wir brauchen Unterstützung, Loyalität oder Rat von unseren Partnern, Freunden, Vorgesetzten oder Mitarbeitern. Das klappt viel leichter, wenn wir ausgeschlafen sind, eine gute Ausstrahlung haben, empathisch reagieren können, offen und geduldig sind, als wenn wir unausgeschlafen und übermüdet sind und daher leicht reizbar, ungeduldig oder ungerecht handeln.

Ausgeglichenheit: Emotionen im Lot

Wenn du ausgeschlafen bist, hast du ein stärkeres Nervenkostüm und kommst mit deinen Emotionen besser klar. Schlafen bringt nämlich auch Ordnung in deine Gefühlswelt, vor allem während des Traumschlafs. Diese Phase ist wichtig für die Integrität der Verbindung von Frontalhirn und Amygdala, damit die Impulskontrolle gelingt.[27] In der Amygdala entstehen Gefühle wie Angst, Wut oder Zorn, und wenn hier Ruhe herrscht, sind auch deine negativen Erinnerungen nicht so intensiv.[28] Ein Mangel an Traumschlaf führt demnach schneller zu Angst, Frustration oder Aggression.

Anders ausgedrückt: Erholsamer Schlaf unterstützt positive Gefühle und damit dein Selbstvertrauen und in der Folge deine sozialen Fähigkeiten im Umgang mit anderen Menschen. Du bist empathisch, agierst souverän und frei – und das kommt beim Gegenüber definitiv gut an, egal ob im Privaten oder im Berufsleben.

Ist deine Einstellung zum Leben zudem positiv und optimistisch, kommst du unbeschwerter und motivierter durch den Tag. Rückschläge ziehen dich weniger runter, du reagierst gelassener und kompensierst Stress leichter mit deinen erprobten Methoden. So kannst du zufriedener auf deinen Tag zurückblicken und findest schneller in den Schlaf, weil du dich schon auf den nächsten Morgen freust, um deine Pläne umzusetzen, deine Träume zu verfolgen und deine Ziele zu verwirklichen. Ich kann in dem Punkt Friederike Fabritius nur zustimmen: Ausgeschlafen macht das Leben viel mehr Spaß! Das sollten viel mehr Menschen erleben.

Gedächtnisbildung: Schlau im Schlaf

Grundsätzlich werden im Schlaf Eindrücke, Erlebnisse und Informationen vom Kurzzeitgedächtnis ins Langzeitgedächtnis verschoben. Die Traumschlafphase ist dabei wichtig für die Einordnung und

Vernetzung der Inhalte. Hier werden die neuen Erfahrungen und Emotionen verarbeitet, mit den vorhandenen Informationen abgeglichen, bewertet, sortiert und unnötige Dinge werden eliminiert. Diese Vorgänge schaffen die Basis für einen konstruktiven Umgang mit Herausforderungen und dem Schaffen kreativer Lösungen. In der heutigen Welt, die vor allem Anpassungsfähigkeit und Flexibilität erfordert, sind Kreativität, Lösungskompetenz und Innovationsfähigkeit wichtige Qualitäten, die wir durch unseren Schlaf fördern können.[29]

Über Nacht landet alles, was du tagsüber gelernt, eingeübt oder dir erarbeitet und lose im Kurzzeitgedächtnis abgelegt hast, im Langzeitgedächtnis. Es gibt eine ganze Reihe von Studien, die zeigen, dass Erlerntes – sowohl intellektuelle Inhalte als auch motorische Abläufe – nach acht Stunden Schlaf deutlich besser wiedergegeben werden kann als mit weniger Schlaf oder gar ohne Schlaf.[30] Forschungsergebnisse liefern auch eindeutige Hinweise darauf, dass unser Gehirn nachts die wichtigen Informationen zu geübten Abläufen im neuronalen Netzwerk verankert und abrufbar macht, damit diese Bewegungen aus der Intuition heraus erfolgen können. Sie belegen, wie wichtig der Nachtschlaf für die Verbesserung der motorischen Fähigkeiten ist.[31]

Neue synaptische Verbindungen der Nervenfasern bilden sich, um das Ganze dauerhaft zu sichern. Dabei gilt: Neues Wissen wird zu Beginn der Nacht verankert. Das motorische Lernen, also von ganz neuen Bewegungsabläufen, findet hingegen eher in der zweiten Nachthälfte statt. Zur Verarbeitung und Speicherung all dieser Informationen durchläufst du nachts mehrfach die verschiedenen Schlafphasen. Dabei kommt es zu einer Einordnung in das bereits bestehende Informationsgeflecht, ebenfalls überwiegend in der zweiten Nachthälfte. Anders ausgedrückt: Du lernst im Schlaf, wie du mit Dingen und Situationen, die dir im Alltag begegnen, umgehen musst – aufbauend auf einer Kombination aus bestehenden Erkenntnissen und dem täglich neu hinzugefügten Wissen. Auf zellulärer Ebene findet eine Art Ummantelung der Nervenfasern statt, die dadurch zu einer »Super-Autobahn« für die Weiterleitung von Impulsen werden. So kann Gelerntes noch intuitiver abgerufen werden – du hast also schneller den Durchblick und kannst besser reagieren.[32] Vielleicht ist es dir auch schon mal so ergangen, dass du am Tag einen neuen Bewegungsablauf eingeübt hast, etwa bei einer Tanzchoreografie, beim Jonglieren, im Sport oder bei einem Musikstück, es aber nicht so recht klappen wollte. Egal, wie oft du es wieder von vorne versucht hast. Am nächsten Tag funktionierte es dann plötzlich ganz mühelos und ohne einen einzigen Fehler – einfach so über Nacht.

Um gut lernen zu können, solltest du natürlich auch ausgeschlafen sein, sonst kannst du die neuen Informationen gar nicht richtig aufnehmen, weil dir die Konzentration fehlt. Es ist ganz egal, ob es dabei um das Lernen in der Schule oder im Studium geht, um das tägliche Weiterbilden in deinem Berufsumfeld oder einfach um das Abspeichern wichtiger Informationen im Alltag und in der Zusammenarbeit mit anderen Menschen.

Kreativität: Neue Lösungswege erträumen

Schlafen macht dich nicht nur schöner und schlauer, sondern auch noch kreativer! Damit ist die künstlerische Produktivität beim Erschaffen von Musik, Literatur oder Kunstwerken ebenso gemeint wie die für die meisten Menschen wichtige Handlungskompetenz in vielen Alltagssituationen.

Indem nachts Eindrücke, Informationen und Emotionen des Tages verarbeitet und mit dem vorhandenen Wissen im neuronalen Netzwerk abgeglichen werden, verbessert sich deine Problemlösungskompetenz. Vielleicht ist es dir auch schon mal so ergangen, dass du dir über eine Sache den halben Tag den Kopf zerbrochen hast, aber keinen Schimmer hattest, was das Beste wäre oder wie du das Ganze angehen kannst. Und am nächsten Morgen fällt es dir wie Schuppen von den Augen; die Lösung scheint sogar so naheliegend, dass du es kaum fassen kannst, dass dir das nicht schon am Vortag eingefallen ist. Faszinierend! Eine Nacht über etwas schlafen kann offenbar helfen. Maßgeblich für diese nächtliche Kreativleistung ist der Schlaf in den frühen Morgenstunden, wenn du gegen 22 Uhr ins Bett gehst.

»Schlaf ist für das Gehirn die einzig mögliche Frischzellenkur!«

Radiomoderator Wolfgang Leikermoser

Wolfgang Leikermoser ist vielen vermutlich besser unter seinem Spitznamen »Leiki« bekannt. Vor allem kennen die Leute aber seine Stimme – er ist nämlich Radiomoderator. Bei Antenne Bayern moderiert er seit vielen Jahren die Sendung *Guten Morgen Bayern*.

Beim Radio ist er im Grunde aus purem Zufall gelandet. Anno 1986 war er zur rechten Zeit am rechten Ort. Seine Karriere begann bei Radio Gong Nürnberg. Wenn er nicht beim Rundfunk wäre, wäre er »tibetanischer Bettelmönch, Schafhirte in Tromsø oder Rasenmäherverkäufer in der Sahara«[33], wie er in seinem Steckbrief auf der Webseite von Antenne Bayern verrät. Interessant sind auch die drei Dinge, die er in seinem Leben unbedingt noch machen will: »Ausschlafen, ausschlafen, ausschlafen!!« steht dort. Mit zwei Ausrufezeichen. Klar, als Moderator einer Morning-Show muss er zwangsläufig sehr früh aufstehen – und zwar ausgeschlafen und fit! Er muss im Grunde seinen kompletten Tagesablauf auf seinen Job abstimmen, um auf Dauer Spitzenleistung liefern zu können.

Sehr weit hergeholt ist seine Berufswahl aber bei genauerem Hinsehen nicht. »Schon als Siebenjähriger galt bei mir: Ich rede, also bin ich«, sagt er. Auch ein Interesse für Musik war früh vorhanden, ebenso wie die Leidenschaft, andere zu begeistern. »Und jedes Mal, wenn ich morgens um 5 Uhr die Regler hochschiebe, sehe ich es als ganz große Ehre an, das machen zu dürfen«, sagt er aus tiefster Überzeugung. Seine Leidenschaft für den Beruf ist ihm anzusehen. »Es gibt kein schöneres, kein direkteres, kein schnelleres und vor allem kein ehrlicheres Medium als Radio«, schwärmt er. »Ich sende immer nur für einen, auch wenn da 1,2 Millionen gerade eingeschaltet haben. Das Mikrofon ist nur der Verstärker zwischen zwei Menschen.«

Lampenfieber hat Wolfgang bei seiner Arbeit gar nicht. Sobald die Sendung losgeht, ist er hoch konzentriert und bei der Sache. Aber dafür muss eben sein Gehirn voll da sein – und das gewährleistet er, indem Schlaf für ihn oberste Priorität hat. »Schlaf ist die einzige Regenerationsinsel, die wirklich dem Kopf vorbehalten ist. Den Körper kannst du ein bisschen austricksen. Klar, der braucht auch seine Ruhe, aber der Schlaf ist für das Gehirn die einzig mögliche Frischzellenkur!« Wolfgang hat über die Jahre festgestellt, dass unter sechs Stunden Schlaf bei ihm gar nichts geht. Aber er weiß auch: »Jeder hat einen anderen Biorhythmus. Was für mich passt, passt meinem Kollegen gar nicht. Einer hat gesagt, er braucht mindestens sieben Stunden Schlaf am Stück, der geht auch um 20 Uhr ins Bett. Ich kann das nicht. Ich gehe nie vor 22 Uhr schlafen. Ich hole mir am Nachmittag eben diese zwei oder drei Stunden.«

Bei Wolfgang klingelt der Wecker am Smartphone um 3:30 Uhr, aber er ist in der Regel schon ein paar Sekunden vorher wach. Im Grunde braucht er ihn also gar nicht. Selbst im Urlaub wacht er in seinem gewohnten Rhythmus auf, döst dann noch vor sich hin, aber spätestens um 6:30 Uhr steht er endgültig auf. Der Gang in die Arbeit ist immer gleich und durchgetaktet: »Aufstehen, Zähne putzen, rasieren, anziehen, rein ins Auto. Die 13 Minuten von zu Hause zum Sender die Konkurrenz abhören, dann einen Joghurt machen, währenddessen die neuesten Nachrichten ausdrucken. Mit den ersten Kollegen, die so um 4:20 Uhr kommen, wird konferiert, es wird vorproduziert. Um 4:30 Uhr ist meine Kollegin Indra dabei und die Show quasi am Laufen.« Vorbereitung ist in dem Job das A und O: »Die Morning-Show bringt die Leute in den Tag, da kriegen sie die ersten Informationen – was Aktuelleres gibt es nicht.« Die Sendung geht von 5 Uhr bis 9 Uhr. Direkt im Anschluss ist Konferenz und ab 9:30 Uhr wird für den nächsten Tag vorgearbeitet.

Zeit zum Verschnaufen gibt es also erst mittags. Wolfgang kommt gegen 12:30 Uhr nach Hause und hält ab spätestens 13:30 Uhr rund zwei Stunden Siesta. Sport spielt in seinem Alltag eine große Rolle, er geht viermal pro Woche ins Fitnessstudio, um sich auszupowern, wenn es möglich ist. Bei der Abendgestaltung ist er aufgrund seines Jobs sehr eingeschränkt, was ihn manchmal nervt. »Im Sommer, wenn es draußen noch hell ist und alle schön im Biergarten sitzen, dann wird es bitter. Denn das geht halt nicht.« Solche Luxusabende gönnt er sich nur als Ausnahme. »Wenn ich das zwei Tage machen würde, würde man das merken. Und vor allem hören.«

Im Winter plagt ihn vor allem der Lichtmangel. »Bis 35 war das kein Thema, aber dann habe ich es gemerkt. Mittlerweile vergeht kein Tag ohne drei Tropfen Vitamin D. Ich habe auch eine Tageslichtlampe, da bildet man sich wenigstens ein, das bringt ein bisschen was. Wenn ich Urlaub habe, sehe ich zu, dass ich im Winter wirklich in die Tropen komme.« Ein Wunsch, der sich im Corona-Jahr nicht realisieren ließ. Die lange Helligkeit im Sommer ist für ihn das kleinere Problem, denn seine Wohnungen hat sich Wolfgang immer schon nach einem entscheidenden Kriterium ausgesucht: »Ich gehe immer zuerst ins Schlafzimmer. Die Rollläden müssen total dicht sein, also wirklich absolute Dunkelheit. Dann schlafe ich innerhalb von fünf Minuten ein. Garantiert!« Schnelles Einschlafen hat er sich antrainiert. »Der Job hat das irgendwann erforderlich gemacht. Schlaf ist die Tankstelle für jeden Morgenmoderator. Das ist ein Hochleistungsjob – und wenn du da nicht fit bist, machst du das nicht länger als sieben oder acht Jahre.«

Warum Schlaf für viele Leute etwas Lästiges ist, leuchtet Wolfgang nicht ein. Auch die Qualität des Schlafs ist aus seiner Sicht hierzulande erst in den letzten 10 bis 15 Jahren ein Thema geworden: »Da werden Zehntausende Euro in ein Auto gesteckt, in dem die Leute vielleicht gerade mal eine halbe Stunde verbringen, aber für ein ordentliches Bett, Matratze und Lattenrost lassen sie kaum etwas springen, obwohl sie sechs bis neun Stunden darin verbringen.« Für ihn steht fest: »Wer am Schlaf spart, der spart eindeutig an der falschen Stelle. Wenn mir einer mit 35 erzählt hätte, wie wichtig ein gutes Bett ist, hätte ich ihn ausgelacht. Mittlerweile weiß ich: Ich brauche ein gutes Bett, angefangen beim Lattenrost über die passende Matratze bis hin zur hochpreisigen Bettwäsche. Ich spare nicht, denn ich fühle mich damit merklich besser.«

Den Computer, der früher neben ihm im Bett lag und an dem er tippte, bis ihm die Augen zufielen, hat er ebenfalls aus dem Schlafzimmer verbannt. Zutritt haben nur noch Bücher – laut Wolfgang die beste Einschlafhilfe. Obwohl er sich abruptes Einschlafen antrainiert hat, weiß er, dass er anders schläft, wenn er sich Zeit nimmt. »Ich achte darauf, nach den letzten Aktivitäten mindestens eine halbe Stunde, besser eine Dreiviertelstunde zu haben, um runterzukommen. Das Problem, das die meisten Nachtschichtler haben: Uns fehlt die zweite REM-Phase, diese wirklich absolut erholsame Phase, in der du ja richtig abtauchst. Da werde ich jeden Tag rausgerissen um 3:30 Uhr. Das ist eben der Preis, den ich zahlen muss.« An Träume erinnert sich Wolfgang nur selten, was er ebenfalls auf die fehlende zweite Traumschlafphase zurückführt: »Diese Befreiungsträume, diese richtig langen Verarbeitungsträume, die habe ich nicht. Das ist ein Manko, und das weiß ich auch.«

Zur Tierwelt zieht Wolfgang eine besonders interessante Parallele im Hinblick auf unsere Arbeitswut und unseren Leistungsdrang: »Wir sind alle nur Tiere, und kein Tier rackert 18 oder 19 Stunden durch. Der König der Tiere verschläft einen Großteil des Tages – aber wenn es drauf ankommt, ist er voll da. Wir sind Hochleistungsmenschlein geworden, gedrillt auf immer mehr, immer weiter. Nach dem Motto: Wer schläft, verliert und könnte was verpassen. Bullshit!«

Programmierung: Steinzeitliche Strukturen der Spezies Mensch

Seit vielen Tausend Jahren haben wir uns in und mit der Natur entwickelt – und damit auch sämtliche Funktionen von Gehirn, Körper und Stoffwechsel. Wir orientierten uns an der Sonne und hatten somit eine regelmäßige Aufsteh- und Schlafenszeit. Zudem ging es, vereinfacht ausgedrückt, jahrtausendelang nur um das Überleben der Spezies. Aus diesem Grund war unser Tagesablauf vorwiegend an die Nahrungsbeschaffung angepasst – an das Sammeln von Früchten, Gemüse, Wurzeln und Kernen, ans Jagen, die Verteidigung gegen wilde Tiere oder Angriffe anderer Stämme – und natürlich an die Fortpflanzung. Auf Basis dieser Prioritäten entwickelten sich unser Gehirn und unser Stoffwechsel, ebenso wie die Kampf-oder-Flucht-Reaktion bei Gefahren mit anschließender Entspannung.

In den vergangenen rund 200 Jahren fanden unter anderem durch die Industrialisierung und die Erfindung des elektrischen Lichts immense und nachhaltige Veränderungen in unserem Lebensumfeld statt – allerdings ohne dass sich unser Körper oder gar unser Gehirn großartig verändert hätten. Irgendwann war es ganz normal, abends länger wach zu bleiben, zu arbeiten oder in Gesellschaft zu sein, nachdem die Sonne schon längst untergegangen war. Der natürliche Schlaf-wach-Rhythmus wurde zunehmend ignoriert. Laut einer Studie kommt in Deutschland jeder zweite Berufstätige nur noch auf höchstens sechs Stunden Schlaf pro Nacht.[34] Und in den letzten 20 Jahren gab es durch Globalisierung, Digitalisierung und das Internet eine weitere Beschleunigung in unserer Lebenswelt, eine Veränderung, die unser Gehirn nicht mitgegangen ist und die unseren Stresspegel durch Informationsüberflutung, ständige Erreichbarkeit und stundenlanges Starren auf Bildschirme erhöht.

Blöderweise funktionieren unser Gehirn und unser Stoffwechsel aber immer noch weitgehend so wie vor Tausenden von Jahren. Deshalb ist es wichtig, dem natürlichen Schlaf-wach-Rhythmus – auch zirkadiane Rhythmik genannt – so nahe wie möglich zu kommen und den Tagesablauf bestmöglich darauf abzustimmen. Diesen Rhythmus durchläuft dein Körper innerhalb von 24 Stunden in einer grandiosen Regelmäßigkeit, und dabei werden Stoffwechselvorgänge und Hormonausschüttungen über deine innere biologische Uhr gesteuert, weil auch deine Körperorgane diesem Rhythmus unterliegen.

Es ginge sicher an der Lebenswirklichkeit der meisten Menschen kilometerweit vorbei, wenn ich jetzt vehement fordern würde, wir müssten nach Sonnenuntergang im Stockfinsteren sitzen beziehungsweise uns sofort schlafen legen. Deinem Melatoninspiegel zuliebe solltest du jedoch tatsächlich auf allzu grelles Licht in den späteren Abendstunden verzichten (mehr dazu in Kapitel 3).

Ordentliche Schlafhygiene

Das individuelle Schlaferleben und Schlafverhalten variiert je nach Lebensphase und ist abhängig von der aktuellen Situation und der Umgebung. Oft genug müssen wir uns irgendwie mit einem ungünstigen Schlaf-wach-Rhythmus arrangieren. Durchläufst du in einzelnen Nächten nur drei oder vier Zyklen, holst du den fehlenden Schlaf möglichst in der Folgenacht nach – am besten noch am gleichen Tag. Zum Beispiel mit einer 90-minütigen Siesta in der Mittagszeit (siehe Kapitel 4). Mehr solltest du mittags allerdings nicht »nachschlafen«, da sich sonst die nötige Bettschwere für den Nachtschlaf nur schwer aufbaut. Damit keine Illusionen aufkommen: Auch mit einem Mittagsschlaf wird das kein Idealzustand, da die Schlaflänge an sich verkürzt war und die wichtigen Schlafphasen der zweiten Nachthälfte fehlen. Aber so kannst du zumindest einen Teil des fehlenden Schlafs nachholen.

Es ist durchaus möglich, dass du mit einem anderen Schlafrhythmus oder Schlafpensum gut zurechtkommst. Wenn das für dich sinnvoll erscheint und du dich nach dem Aufwachen erfrischt, erholt und energetisiert fühlst, soll es mir recht sein. Deine individuelle Schlafdauer kannst du so grob ermitteln: Miss im nächsten Urlaub einige Nächte lang die Zeitspanne vom Einschlafen bis zum Aufwachen – ohne Wecker natürlich! So kannst du besser einschätzen, wann du im normalen Alltag spätestens ins Bett gehen solltest, um ausgeschlafen aufstehen zu können.

In den Nachtstunden ist einiges los in deinem Körper, und für all diese Baustellen braucht er ausreichend Zeit. Schlaf sollte deswegen – wann immer möglich – am Stück erfolgen. Im Fachjargon nennt sich das »monophasischer Schlaf«. Daher halte ich auch den Ansatz des portugiesischen Starfußballers Cristiano Ronaldo für fragwürdig, der seinen Schlaf angeblich auf mehrere Phasen am Tag in 90-Minuten-Intervalle aufteilt. Das nennt sich auf Fachchinesisch »polyphasischer Schlaf«.[35] Das bildet einfach nicht die normale Schlafarchitektur (Stichwort: circadiane Rhythmik) ab. Fraglich ist, ob er tatsächlich so schläft, wie in den Medien berichtet wird, oder ob er einfach über so gute körperliche Voraussetzungen verfügt, dass er mit einem konsequenten auf Leistung optimierten Lebensstil dieses Schlafverhalten leben kann.

Die durch Adenosin und Melatonin produzierte Bettschwere tritt üblicherweise zwischen 21 und 23 Uhr ein. Das Wachstumshormon hat seinen höchsten Wert im Tiefschlaf der ersten Nachthälfte zwischen 22 und 2 Uhr. Wenn es – aus welchem Grund auch immer – nicht anders geht und du ein oder zwei Nächte auf den optimalen Schlaf verzichten musst, leg den Fokus auf ausreichend Tiefschlafphasen und versuche, diese Phase möglichst gut zu nutzen.

Morgens, mittags, abends, nachts

Soweit ich weiß, wurden veränderte Schlafzyklen bisher noch nicht umfassend wissenschaftlich untersucht, etwa bei Menschen, die in wechselnden Schichten arbeiten, oder bei Leuten, die regelmäßig erst um Mitternacht ins Bett gehen. Ich fände es schon interessant, ob sich die körperliche und mentale Aufräum- und Putzkolonne über die Zeit anpassen kann oder nicht. Aber wissenschaftliche Untersuchungen hin oder her – es ist wichtig, bei wechselnden Arbeitszeiten oder nach Nachtschichten besonders auf die Schlafhygiene und das Stressmanagement zu achten.

Es gibt dabei einige Nachteile, was die Erholung bei Schichtdiensten angeht. Das ist leider so und lässt sich auch nicht ändern – mal abgesehen von einem radikalen Schnitt, sprich: einem Jobwechsel. Vielleicht kommt das für dich infrage, es wäre ein möglicher Weg aus dem arbeitsbedingten Schlafmangel. Vielleicht geht das aber im Moment (noch) nicht, oder du arbeitest in deinem absoluten Traumberuf, der nun mal Nachtschichten mit sich bringt, und hast diesen Aspekt in dein Leben integriert, weil deine Aufgabe sinnerfüllt ist und du gut mit dem Schichtwechsel zurechtkommst. Franziska Lubojanski zum Beispiel liebt es, in der Nachtschicht zu arbeiten. Dafür nimmt sie auch kleinere Unannehmlichkeiten in Kauf, etwa dass sie nicht immer mit Freunden feiern kann, weil die Arbeit ruft. Um nach der letzten Nachtschicht besser in den normalen Schlaf-wach-

Rhythmus zu kommen, döst sie nur ein paar Stunden auf der Couch, statt sich ins Bett zu legen. Wolfgang Leikermoser ist mit Leib und Seele Morgenmoderator, auch wenn das seine Schlafqualität beeinträchtigt. Das ist ihm bewusst und er hat über die Jahre gelernt, damit umzugehen, indem er Schlaf, Erholung und Regeneration zu seiner obersten Priorität macht.

Mit Schichtdiensten habe auch ich berufsbedingt genug Erfahrung und weiß genau, wie herausfordernd sie für Körper und Geist sind. Wenn du nicht aufpasst, hast du schnell ein Schlafdefizit und damit ein Energiedefizit. Es gibt aber einige Dinge, die deine Regeneration unterstützen können.

Kurze Dauer. Wenn es möglich ist, mach immer so wenige Nachtdienste wie möglich, maximal drei Nächte in Folge. Je kürzer, desto eher kommst du wieder in den normalen Schlaf-wach-Rhythmus. Wenn das keine Option ist, solltest du gleich fünf oder sechs Nächte am Stück arbeiten, dann hast du eine Gewöhnungsphase und danach ein paar freie Tage, in denen du deinen Rhythmus wieder zurückstellen kannst.

Keine Wachmacher. Verzichte ab Mitternacht auf koffeinhaltige Getränke, damit du ausreichend Schlafdruck aufbauen kannst, wenn du nach Schichtende am Morgen schlafen möchtest. Vor dem Schlafengehen solltest du zudem nur wenig und nur etwas Leichtes essen.

Weitgehende Abschirmung. Das Tageslicht auf dem Heimweg kannst du durch eine Blaulichtfilterbrille oder zumindest eine Sonnenbrille minimieren und seine Wirkung auf die Schlafbereitschaft ausbremsen. Untertags ist in der Regel mehr los in der Umgebung, und damit gibt es mehr störende Geräusche – Straßenverkehr, Baustellenlärm, spielende Kinder, bellende Hunde, Familienmitglieder mit einem anderen Schlaf-wach-Rhythmus und Tagesablauf –, die du weitgehend aussperren solltest, etwa mit einer Schlafmaske und Ohrstöpseln und einem abgedunkelten Schlafzimmer. Schalte auch dein Smartphone aus.

Voller Schwung. Nach dem Aufstehen bringst du dich durch Bewegung und Aktivitäten an der frischen Luft auf Trab. Achte dabei auch auf eine gesunde Ernährung und ausreichend Flüssigkeit.

Mir ist klar, dass sich das für jemanden, der im Schichtdienst oder in der Nachtschicht arbeitet, total realitätsfern anhört. Ich erinnere mich auch noch gut an meine Zeit im Schichtdienst: Manchmal wusste ich nach Feierabend nicht, wo oben und unten ist, wie ich überhaupt nach Hause gekommen war – ich war total erschöpft und stand völlig neben mir. Hätte mir damals jemand geraten, ich solle doch am besten nach dem Aufstehen, total verknautscht und kaum erholt, Sport treiben an der frischen Luft – das wäre für mich eine Horrorvorstellung gewesen! Aber früher wusste ich eben noch nicht so viel über Schlafhygiene und den Energiehaushalt, und guter Schlaf war nicht meine oberste Priorität. Ich habe damals gar keine Vorkehrungen getroffen, nicht sonderlich auf eine gesunde und ausgewogene Ernährung geachtet, nachts viel zu viel Kaffee getrunken und so weiter. Müsste ich heute eine Zeit lang im Nachtdienst arbeiten, würde ich vieles anders machen, um mich gut zu erholen und möglichst gut regeneriert in den nächsten Tag zu starten.

»Schlafen hilft bei der Genesung.«

Intensivkrankenschwester Franziska Lubojanski

Franziska Lubojanski ist seit einigen Jahren Krankenschwester auf der Intensivstation. Sie wechselt dabei zwischen verschiedenen Schichten – Frühschicht, Spätschicht, Nachtschicht und manchmal Zwischenschicht. »Den Dienst von 8 bis 16 Uhr finde ich ganz schrecklich!«, erzählt sie. Ihre große Leidenschaft ist die Arbeit in der Nachtschicht. Nicht weil es dafür Zuschläge gibt und dadurch etwas mehr Geld in die Haushaltskasse kommt: »Für mich ist das eigentlich die schönste Arbeitszeit. Weil auch die Patienten am meisten davon profitieren.« Ein weiterer Vorteil in Franziskas Augen: Nachts hat sie ihre Ruhe, es sind nicht so viele Ärzte auf Station, und das erfordert mehr Eigenständigkeit beim Arbeiten.

Franziska ist mit Leib und Seele Intensivschwester. »Ich helfe gerne und bin meistens gut drauf. Ich mag auch meine Kollegen und mein Team. Ich gehe gerne zur Arbeit!« Am Morgen, bei der Übergabe nach Nachtdiensten, merkt sie allerdings, dass es ihr manchmal schwerfällt zu kommunizieren. Sie findet dann bestimmte Worte nicht und nuschelt eher. Umso wichtiger ist es, die Batterien wieder voll aufzuladen, damit sie ausgeruht in die nächste Schicht starten kann. Abschalten und ausschlafen ist dafür ebenso wichtig wie Motivationsquellen. Bei Franziska sind das vor allem ihre Freunde – aus sozialen Begegnungen zieht sie neue Energie. »Ich gehe gerne saunieren und bin sehr gerne in der Gruppe, etwa beim Yoga oder beim Tanzen.«

Nach der Nachtschicht in den Schlaf zu finden, fällt ihr überhaupt nicht schwer. Der Grund ist simpel: »Weil ich müde bin!« Nach der Übergabe an die Frühschicht um 6 Uhr fährt sie nach Hause, legt sich sofort ins Bett und schläft in der Regel bis 13:30 Uhr durch. »Früher habe ich nach den Nachtdiensten sehr lange geschlafen, fast bis 17 Uhr. Das mache ich nicht mehr, das brauche ich gar nicht.«

Für den letzten Nachtdienst hat die Krankenschwester einen besonderen Kniff für sich herausgefunden: »Um wieder in den normalen Rhythmus zu finden, schlafe ich dann immer auf der Couch nur ein paar Stunden und stelle mir dafür auch einen Wecker.« So signalisiert sie ihrem Körper, dass die Phase der Nachtdienste abgeschlossen ist und abends wieder ganz normal geschlafen werden kann. Diese Strategie zieht sie eisern durch, und für sie persönlich funktioniert es bisher prima. Auch nach den Frühdiensten hat Franziska eine Zeit lang mit einem Nickerchen auf dem Sofa experimentiert, aber das war für sie nicht die optimale Lösung. »Ich versuche stattdessen, noch etwas zu unternehmen, einkaufen zu gehen oder irgendwas Produktives zu machen.« Während ihrer Ausbildungszeit hatte sie keine Couch oder Ähnliches, deswegen war das Bett gleichzeitig der Ort fürs Chillen und fürs Schlafen. »Damals habe ich nachts eher schlechter geschlafen«, erzählt sie. »Seit ich eine Couch im Wohnzimmer habe, schlafe ich besser.« Sie trennt konsequent ihre Aktivitäten vom Schlafengehen, selbst Bücher liest sie nur auf dem Sofa, nicht zum Einschlafen. Dafür nutzt sie lieber Podcasts: »Ganz leise, nur damit irgendwer redet – und dann schlafe ich.«

Der Wechsel zwischen den Schichten hat unangenehme Auswirkungen auf Franziskas Privatleben: »Also, im Sommer beim gemeinsamen Grillen ist es natürlich schon blöd, wenn ich mich um 20:30 Uhr verabschieden muss, weil ich zur Arbeit muss. Auch Frühdienst ist manchmal blöd, wenn man gerne weggegangen wäre am Wochenende.« Aber die Nacht durchmachen und dann direkt in die Arbeit gehen, das kam für sie nie infrage. »Das will ich nicht. Entweder Party machen oder arbeiten. Wenn Arbeiten ansteht, gehe ich halt früher nach Hause.«

Die Arbeit auf der Intensivstation ist auf jeden Fall auch eine psychische Belastung, und kein Patientenschicksal lässt Franziska kalt. Mit nach Hause nimmt sie diese Erfahrungen aber nicht. Gedanklich beschäftigen sie eher organisatorische Mängel, wenn etwas im Miteinander im Team nicht so geklappt hat, wie es sollte, oder Fehler passiert sind. »Ich rede mittlerweile mit befreundeten oder erfahrenen Kollegen darüber. Seit ich das mache, geht es mir deutlich besser, und es klappt auch gut mit dem Schlafen.« Eine Zeit lang war Franziska überarbeitet und brauchte viel mehr Schlaf als üblich – fühlte sich dennoch müde und kam nur sehr schwer aus den Federn. Der Ärger, den sie in sich hineingefressen hatte, statt darüber zu reden, verhinderte einen erholsamen Schlaf. Durch die Gespräche mit

Kollegen hat sie ihren persönlichen Schlafsaboteur gut in den Griff bekommen.

Doch auch die Intensivpatienten befinden sich in einer herausfordernden Situation, und viele haben einen gestörten Schlaf-wach-Rhythmus. »Wir machen ständig etwas, es piept immerzu ... Mein Ziel ist es daher, dass die Patienten vor allem nachts ihre Ruhe haben. Wenn ich auf Station bin, mache ich am Tag das Licht an. Aber ab 21 Uhr schalte ich das Licht für die Patienten aus. Damit sie merken: Es ist jetzt dunkel, also wahrscheinlich Schlafenszeit«, erzählt Franziska. »Wenn sie dann merken, sie sollten jetzt schlafen, kommen sie besser damit zurecht.« Das ist auf einer Intensivstation gar nicht so leicht, da die Patienten schwer krank sind und sehr viel Technik zum Einsatz kommt, was die Geräuschkulisse umso größer macht. Zusätzliche Störungen und Belastungen reduziert Franziska daher auf ein Minimum. »Ich mache, was gemacht werden muss, aber ich fange jetzt nicht an, um 2 Uhr ein Bett neu zu beziehen, nur weil ein kleiner Blutfleck auf dem Laken ist. Oder um 3 Uhr die Spülmaschine auszuräumen – das muss echt nicht sein. Erstens ist es laut und zweitens unnötig. Das geht locker am frühen Morgen. So zwischen 1 und 4 Uhr hoffe ich schon, dass ich mich auch mal hinsetzen und die Füße hochlegen kann.« Dennoch behält sie als Nachtschwester immer eine gewisse Grundspannung bei, um im Fall der Fälle sofort voll einsatz- und handlungsfähig zu sein. »Wenn man eine Weile in dem Job gearbeitet hat, spürt man, wann vielleicht etwas passiert, wo man aktiv sein muss.«

Franziska ist es wichtig, dass ihre Patienten einen geregelten Schlaf-wach-Rhythmus erleben, selbst wenn sie sediert sind und künstlich beatmet werden. »Man weiß ja, dass die Zellen sich im Schlaf regenerieren, und es heißt ja nicht ohne Grund: Schlaf dich gesund! Schlafen hilft bei der Genesung.« Sie findet: Wenn ihre Patienten gut mit Schmerzmitteln versorgt sind und ausreichend Infusionslösungen bekommen haben, sind sie nach einer Nacht mit gutem Schlaf wesentlich fitter. »Ohne erholsamen Schlaf sind sie in der Früh total platt und viel schmerzanfälliger. In der Folge brauchen sie wieder Schmerzmittel, müssen länger überwacht werden und womöglich eine weitere Nacht auf der Intensivstation bleiben.« Sie möchte durch ihren Einsatz sicherstellen, dass ihre Patienten so schnell wie möglich auf dem Weg der Besserung sind.

Energetisierung: Volle Akkuladung über Nacht

Du kannst acht oder mehr Stunden im Bett verbringen und dich trotzdem ausgelaugt und antriebslos fühlen. Warum? Weil lange Schlafdauer nicht automatisch gute Schlafqualität bedeutet. Vielleicht passt etwas bei den Tiefschlaf- und Traumschlafphasen nicht, und dein Körper und Geist bekommen daher nicht die Erholung, die sie brauchen, um leistungsfähig zu sein. Wenn du den Verdacht hast oder deine Schlaftracking-Daten (mehr dazu in Kapitel 4) es sogar belegen, lass das am besten medizinisch abklären.

Du kannst aber auch freudestrahlend und erholt aus dem Bett hüpfen, obwohl du letzte Nacht nur ein paar Stunden geschlafen hast. Warum? Weil dein Mindset und deine innere Haltung eine entscheidende Rolle spielen, wenn es um dein Energielevel und dein subjektives Schlafempfinden geht.

Deine Energie kommt also aus verschiedenen Quellen. Zum einen über körperliche Faktoren wie Hormone, Vitalstoffe und die nächtlichen Prozesse der Regeneration. Zum anderen gibt es mentale Faktoren wie Motivation, Lebenssinn, Erfüllung und Zufriedenheit in deinen Rollen und schlicht und einfach Spaß und Vorfreude.

Eingebaute Hormon-Cocktail-Bar

Tag und Nacht schüttet dein Körper eine Vielzahl von Hormonen und Botenstoffen aus – je nach Tageszeit oder Situation. Manche von ihnen helfen dir beim Schlafen, andere sind wahre Energie-Booster. Der Mix macht's, und darauf hast du sogar selbst einen gewissen Einfluss: durch deinen Lebensstil und dein Mindset. Bewegung und Ernährung haben auch einen Anteil daran, ob du eher müde oder eher aktiv bist.

Acetylcholin. Dies ist der wichtigste Neurotransmitter des autonomen Nervensystems und an der Weiterleitung von Nervenimpulsen sowohl im Gehirn als auch im peripheren Nervensystem beteiligt. Im Gehirn spielt Acetylcholin für die Aufmerksamkeit und das Lernen beziehungsweise für das Abspeichern von Informationen im Schlaf eine wichtige Rolle.

Adenosin/Adenosintriphosphat. Adenosintriphosphat, kurz ATP, ist der wichtigste Energieträger im menschlichen Körper. Bei körperlicher und geistiger Aktivität wird aus ATP Energie gewonnen und am Ende einer langen Stoffwechselkette bleibt das Adenosin übrig. Es macht uns müde und sorgt durch eine angenehme Bettschwere dafür, dass wir uns ausruhen und schlafen wollen. Im Schlaf wird das ATP dann wieder aufgebaut.

Adrenalin/Noradrenalin. Sie sind wichtig für die schnelle Stressreaktion, also um dem Körper ganz fix Energie zur Verfügung zu stellen. Sie haben eine kurze Wirkdauer, stören demnach den Schlaf nicht so sehr, außer du machst spätabends noch Sport und hast deswegen einen erhöhten Blutdruck und eine erhöhte Herzfrequenz.

Cortisol. Ich muss jetzt wirklich mal eine Lanze für das arme, gebeutelte Cortisol brechen, denn es hat seit vielen Jahren einen total schlechten Ruf und wird als »Stresshormon« verteufelt. Dabei ist nicht das Hormon das Problem, es ist sogar sehr nützlich! Dauerstress müssen wir verteufeln, das ist das wahre Problem unserer Leistungsgesellschaft, weil er unseren Cortisolspiegel unnatürlich hoch hält (mehr dazu in Kapitel 5). Das Cortisol an sich ist ein Freund deines Körpers: Es lässt dich morgens voller Energie in den Tag starten, indem es Herz und Kreislauf aktiviert und Energiereserven in Form von Glukose zur Verfügung stellt. Ja, schon vor dem Frühstück! Der Cortisolspiegel erreicht gegen 6:30 Uhr seinen höchsten Stand, und dieses Hoch hält etwa bis 10 Uhr an. Das bedeutet: In diesem Zeitraum bis du mental voll auf der Höhe und besonders leistungsfähig und aufmerksam. Danach fällt der Spiegel im Tagesverlauf langsam wieder ab – und analog dazu sinkt deine Leistungsfähigkeit.

Endorphine. Sie sind Opioide, die unser Körper selbst bilden kann, quasi Schmerzmittel aus der körpereigenen Apotheke. Sie haben eine schmerzstillende und stimmungsaufhellende Wirkung. Außerdem haben Endorphine einen entspannenden Effekt und unterstützen eine angenehme Bettschwere.

Melatonin. Es ist nicht nur unser wichtigstes Schlafhormon, sondern auch ein bedeutendes Antioxidans und ein Radikalfänger. Freie Radikale sind hochreaktive Formen von Molekülen, wie sie beim Stoffwechsel und insbesondere bei intensivem Training anfallen. Sie können körpereigenes Gewebe angreifen und zu Zell- und DNA-Schädigungen führen. Melatonin sorgt im Schlaf dafür, dass freie Radikale neutralisiert werden. Das schützt unsere Zellen und Organe und unterstützt die Regeneration. Dein Melatoninspiegel steigt am Abend mit einsetzender Dämmerung an und sorgt dafür, dass du gut in den Schlaf findest. Im Normalfall fällt im Gegenzug dein Cortisolspiegel in den Abendstunden ab. Um es zu bilden, braucht dein Körper Serotonin als Ausgangssubstanz.

Oxytocin. Es ist auch bekannt als Kuschelhormon, das zwischenmenschliche Bindungen stärkt. Es wird bei körperlicher Berührung, beim Kuscheln und Sex freigesetzt und schenkt uns ein Gefühl von Vertrauen, Sicherheit und Geborgenheit. So wirkt es auch stressreduzierend und entspannend – alles Faktoren, die unseren Schlaf unterstützen. Oxytocin sorgt darüber hinaus für das Einsetzen von Wehen und für den Milcheinschuss bei der Mutter.

Serotonin. Tageslicht ist ein guter und vor allem kostenloser Helfer bei der Bildung von Serotonin, einem der sogenannten Glückshormone. Ein wichtiger Baustein des Serotonins ist Tryptophan (siehe Kapitel 4), und dein Körper braucht es, um Melatonin zu bilden. Das Anheben des Serotoninspiegels verbessert demnach die Melatoninbildung, und das kann sich positiv auf deine Schlafqualität auswirken. Deswegen solltest du tagsüber so viel Zeit wie möglich in der freien Natur verbringen und dich dabei am besten sportlich betätigen. Bei vielen Sportarten bist du ohnehin outdoor. Wenn du eher der Indoorsportler bist und Handball, Eishockey oder Basketball spielst, mach das natürlich weiter! Aber überleg dir, ob es möglich ist, einzelne Trainingselemente oder deine Aufwärmphase nach draußen zu verlagern. Doch auch gute Beziehungen zu anderen Menschen, Dinge zu tun, die uns Freude machen, mit denen wir uns identifizieren und mit denen wir unserem Leben einen Sinn geben, regen die Bildung von Serotonin an.

Testosteron. Es wird bei beiden Geschlechtern gebildet und steigert nicht nur den Sexualtrieb, sondern hat auch weitere Wirkungen auf unsere Psyche, unsere Energie, unser Muskelwachstum et cetera. Es ist also auch ein Hormon der Lebensenergie und Lebensfreude. Durch Sex fällt bei beiden Geschlechtern der Testosteronspiegel zwar ab, erreicht aber innerhalb weniger Stunden wieder seinen normalen Wert.

Gesteigerte Leistungsfähigkeit

Rein wissenschaftlich betrachtet brauchst du siebeneinhalb bis neun Stunden Schlaf pro Nacht, um in den bestmöglichen Bereich für die körperliche und mentale Gesundheit und Leistungsfähigkeit zu kommen. Darauf weisen einige Studien, überwiegend mit Spitzensportlern als »Versuchskaninchen«, hin. Kein Wunder, denn gerade bei ihnen kommt es auf High Performance an, Verbesserungen im

Millisekundenbereich können manchmal den Ausschlag geben und den Sieg bringen. Auf dem Spielfeld, beim Wettkampf müssen Athleten immer voll da und leistungsfähig sein, Fouls und Fehler sind nicht erwünscht. Die wenigsten Fouls sind deshalb Taktik oder Absicht – eher fehlt die Präzision beim Passspiel, die Reaktion erfolgt einen Tick zu langsam, sie treffen den Gegenspieler, nicht den Ball, und ihre Intuition lässt sie im Stich. Zudem sind Spitzensportler in der Regel hoch motiviert und daran interessiert, ihre Leistung zu steigern.

Studien zeigen: Tennisspieler hatten einen deutlich besseren Aufschlag, wenn sie etwa neun Stunden statt sieben Stunden schliefen.[36] Ein anderes Forschungsteam stellte bei Basketballern eine Verbesserung der Sprintfähigkeit um 0,7 Sekunden auf einer Strecke von 86 Metern fest. Und das nur durch einen längeren Schlaf oder zumindest eine längere Zeit im Bett, nämlich bis zu zehn Stunden pro Nacht, für fünf Wochen. Der Anstieg der Wurfgenauigkeit bei Dreipunktewürfen stieg um 9 Prozent, was bei professionellen Athleten eine klare Steigerung darstellt.[37] Eine Analyse der Schlafenszeiten eines NBA-Spielers ergab Veränderungen in der Leistungsfähigkeit: Bei mehr als acht Stunden Schlaf stiegen seine Einsatzminuten, die erzielten Punkte sowie die Anzahl seiner Dreipunktewürfe. Gleichzeitig gingen die Ballverluste und Fouls um fast 40 Prozent zurück – alles Zeichen einer deutlich verbesserten motorischen Leistungsfähigkeit und Koordination.[38]

In einem anderen Test ging es um die Reaktionsschnelligkeit von Probanden, die unterschiedlich lange geschlafen hatten. Sie mussten auf einen Knopf drücken, sobald ein Punkt auf dem Computerbildschirm erschien. Wenig überraschend schnitten die Wenigschläfer (drei Stunden pro Nacht) am schlechtesten ab, die Langschläfer (neun Stunden pro Nacht) waren hingegen konzentriert. Diejenigen, die sieben Stunden geschlafen hatten, fühlten sich subjektiv ausgeschlafen, doch über die nächsten Tage verschlechterten sich ihre Testergebnisse. Die Forscher schlussfolgerten, dass eine regelmäßige Schlafzeit von nur sieben Stunden auf Dauer zu einem leichten Schlafmangel führt, der das Gehirn träge macht.[39] Auch die Verletzungsgefahr für Athleten nimmt zu, wenn sie durchschnittlich weniger als acht Stunden schlafen.[40]

Was für Spitzensportler gilt, lässt sich auf viele Lebensbereiche übertragen, in denen es auf Konzentration, Aufmerksamkeit, Koordination, Präzision und Kontrolle ankommt. Erholsamer Schlaf fördert all diese Eigenschaften und kann so zu deinem natürlichen Doping werden, das dich motiviert, und deinen Körper optimal bei der Regeneration und Steigerung der Leistungsfähigkeit unterstützen.

3

In flagranti: Schlafsaboteure entlarvt!

Dein Schlaf kann durch eine Reihe von Faktoren massiv gestört und sogar verhindert werden. Wenn du ein oder zwei Nächte schlechter schläfst als gewöhnlich, mag das noch keinen großen Effekt auf dein Leben haben. Aber welche negativen Konsequenzen dauerhafter Schlafmangel nach sich ziehen kann, weißt du bereits aus Kapitel 1.

Manchmal lassen sich Schlafstörungen durch relativ einfache und kleine Veränderungen in den Griff bekommen. Doch manchmal liegen die Ursachen tiefer, im Unterbewusstsein. Aktueller Druck oder dauerhafter Stress und sogar frühkindliche Programmierungen können sich darin manifestieren. Es gibt also innere und äußere Schlafsaboteure. Was raubt dir immer wieder nachts den Schlaf – und damit Energie am Tag – und wie kannst du das in Zukunft vermeiden?

Das Monsterbett: Wer sich schlecht bettet, schläft miserabel

Viele Menschen nutzen das Schlafzimmer für Tätigkeiten wie Lesen, Lernen, Essen, Fernsehen oder gar zum Arbeiten. Ich habe das ja früher auch so gemacht. Das Problem dabei: Das Bett soll für maximal zwei Dinge vorgesehen sein, nämlich Schlaf und Sex. Und dafür musst du dein Gehirn richtig programmieren, sodass es weiß: Beim Betreten des Schlafzimmers, spätestens wenn dein Kopf das Kissen berührt, geht es nur noch um Erholung und Regeneration.

Um nicht unnötig in Versuchung zu kommen, solltest du dein Schlafzimmer passend umgestalten und mögliche Störquellen verbannen. Dazu zählt der Fernseher ebenso wie der Computer, aber auch dein Smartphone. Dein Schlafzimmer sollte auch keinen weiteren Zweck erfüllen, zum Beispiel gleichzeitig als Arbeitszimmer fungieren.

Franziska Lubojanski hat eindeutig gemerkt, dass sie besser schläft, seit ihr Schlafzimmer nur noch zum Schlafen da ist, und auch bei Wolfgang Leikermoser hat der Computer mittlerweile Zutrittsverbot. Doch oft ist eine Mehrfachnutzung von Räumen aufgrund der Wohnsituation unvermeidbar. Sorge in dem Fall für eine klare Trennung der Bereiche, durch einen Paravent, einen Vorhang oder einen anderen Raumtrenner, sodass der Arbeitsplatz und eventuelle Unordnung beim Schlafengehen aus den Augen sind.

Ein sicherer Ort zum Wohlfühlen

Mach dein Schlafzimmer zu einem deiner Lieblingsorte und einer Wohlfühloase: Streich die Wände in Farben, die dich beruhigen, häng Bilder auf und gestalte die Einrichtung so, wie es dir guttut. Stell Pflanzen auf, die die Luftfeuchtigkeit positiv beeinflussen oder Schadstoffe aus der Raumluft filtern können. Mir ist klar, dass es in manchen Wohnsituationen mehr, in anderen weniger Optionen gibt, um Möbel nach Herzenslust zu verstellen. Tu einfach das, was im Rahmen deiner Möglichkeiten liegt.

Du kannst zum Beispiel ausprobieren, ob du subjektiv besser schläfst, wenn dein Bett in eine andere Richtung zeigt als bisher, beim Abstand zu Tür oder Fenster variieren oder eine andere Veränderung vornehmen, die dir ein Gefühl von Sicherheit und Geborgenheit schenkt. Und bei der nächsten Wohnungssuche gibt es in dieser Hinsicht vielleicht ein paar neue Auswahlkriterien.

Ruhe im Karton. Im Alltag sind wir tagsüber bereits vielen Umwelteinflüssen ausgesetzt, die unser Wohlbefinden erheblich stören können – ob bewusst oder unbewusst. Deswegen ist es wichtig, dass du nachts möglichst wenigen Reizen, Geräuschen oder Vibrationen ausgesetzt bist. Leichter gesagt als getan, wenn du mitten in der Stadt wohnst, wo der Verkehr niemals stillsteht. Ein gewisser Geräuschpegel ist dort ständig vorhanden, Vibrationen ebenso, die durch das Mauerwerk auf deinen Körper übertragen werden können. Gleiches gilt übrigens für Häuser mit Fahrstuhl. Solltest du feststellen, dass dir die laute Umgebung den Schlaf regelmäßig und dauerhaft raubt, hilft nur ein Wohnortwechsel. Denn Geräusche und Erschütterungen stören erheblich den Schlaf. Das Problem: Du kannst diese Störquellen kaum komplett ausmerzen, Lärmschutzfenster und Ohrstöpsel helfen nur bedingt. In einer ruhigeren Wohngegend oder gar auf dem Land zu leben hat – zumindest was die Schlafqualität betrifft – so seine Vorteile. Muss man aber auch mögen.

Im Dunkeln munkeln. Jede Form von künstlichem Licht kann deinen Schlaf stören. Die Folge: Die Produktion der Schlafhormone nimmt ab, und das ist kontraproduktiv. Schon das Licht einer Straßenlaterne, das dein Schlafzimmer in ein Dämmerlicht taucht, oder ein offener Türspalt, der ein wenig Licht ins Schlafzimmer lässt, reicht aus, um den Melatoninspiegel und damit die antioxidative Wirkung zu reduzieren – und das kann sogar Auswirkungen auf das Immunsystem haben. In einer Studie kam heraus, dass Krebszellen umso schneller wachsen, je heller es ist, während der Betroffene schläft. Daher empfehlen die Forscher, in einer möglichst dunklen Umgebung zu schlafen.[41] Friederike Fabritius schwört auf absolute Dunkelheit im Schlafzimmer, gerne in Kombination mit Schlafmaske und Lavendelspray, und für Wolfgang Leikermoser war das seit jeher ein Auswahlkriterium bei der Wohnungssuche.

Prima Klima. Als deine optimale Schlaftemperatur gilt natürlich die, bei der du dich wohlfühlst. Dennoch solltest du darauf achten, dass sie 20 Grad Celsius nicht übersteigt, im Idealfall sollten es

16 bis 18 Grad Celsius sein. Der menschliche Körper ist es gewohnt, seine Kerntemperatur nachts um bis zu ein Grad Celsius zu senken – und in warmer Umgebung ist das schwer möglich. Meiner Erfahrung nach schlafen viele Leute schlecht, weil es im Schlafzimmer zu warm ist oder ihre Bettdecke das Absinken der Körperkerntemperatur verhindert. Sie kommen zu sehr ins Schwitzen und schlafen daher unruhiger und unterm Strich schlechter. Zu kalt sollte es aber auch nicht sein, sonst frierst du und die Kälte hält dich wach. Wenn du zu den Menschen zählst, deren Füße gerne nachts zu Eisklötzen werden: Socken anziehen! Dann sind die Füße warm, die Blutgefäße weiten sich, und so kann auch die Körperkerntemperatur leichter absinken. In unseren Breitengraden ist es normalerweise gut möglich, die Raumtemperatur unter Kontrolle zu halten. Bei einer Hitzewelle oder wenn du dich in einer anderen Region aufhältst, gibt es Hilfsmittel wie etwa wärmeregulierende Matratzenauflagen oder Klimaanlagen – sofern sie nicht zu laut sind. Achte zudem auf die Luftfeuchtigkeit, denn zu trockene Luft kann zum Austrocknen der Atemwege und zu Hustenreizen führen, die deinen Schlaf stören können.

Einfach dufte. Verwandle dein Bett in ein duftendes Paradies – mit ein paar Tropfen Lavendelöl oder einem kleinen Sprühstoß eines Lavendelsprays auf dem Kopfkissen. Oder du nimmst gleich ein Lavendelkissen. Auch eine Aromatherapie mit Lavendel kann zu einer verbesserten Schlafqualität beitragen. Das olfaktorische Signal kann die Entspannungsphase deines Körpers einleiten. Das klappt auch auf Reisen ganz gut, sodass du dich in fremden Betten schnell geborgen fühlst. Lavendel hat zwar beruhigende und entspannende Eigenschaften, ist also schlaffördernd, aber der Duft wird schnell penetrant, wenn du zu viel aufträgst. Teste die passende Dosis für dich – und sprich dich gegebenenfalls mit deinem Partner ab, denn nicht jeder kommt mit diesem Duft klar.

Augen auf beim Bettenkauf

Nachdem du deine persönliche Schlafoase kreiert hast, geht es um deine zukünftige Schlafstätte. Betten gibt es ja in allen möglichen Ausführungen, Farben und Formen – für jeden Modegeschmack, für jeden Designtrend ist etwas dabei. Doch dein Bett ist viel mehr als ein stylisches Möbelstück, es soll dich vor allem beim Schlafen unterstützen. Also achte bei der Auswahl bitte nicht nur auf die Optik! Es gibt ja eine ganze Reihe von unterschiedlichen Bettsystemen wie Boxspringbetten, Wasserbetten oder Futons. Ich beschränke mich an dieser Stelle auf ein paar generelle Aspekte bei Betten mit Lattenrost und Matratze, da es hier eine Reihe von individuellen Stellschrauben gibt, etwa hinsichtlich Härtegraden oder der Abstimmung auf Rücken und Schulterpartie.

Bettrahmen. Er sollte stabil und bei Bewegungen geräuscharm sein. Das kannst du im Möbelhaus oft vor Ort testen. Beim Onlinekauf wird es schwierig, aber wozu gibt es ein Rückgaberecht? Er sollte metallfrei sein, idealerweise aus möglichst unbearbeitetem Holz gefertigt. Der Vorteil: Es kann noch seine natürlichen Aromen verströmen. Zum Beispiel dünstet Zirbenholz ätherische Öle aus, die einen beruhigenden Effekt auf unseren Körper haben. Die Herzfrequenz verlangsamt sich, was den Schlaf und die Erholung verbessert.[42]

Lattenrost. Er sollte idealerweise aus schmalen Lamellen bestehen. Dadurch wird deine Wirbelsäule nachts entlastet und gestützt und deine Schulterpartie kann in der Seitenlage dennoch gut ihren Platz finden. Es gibt Modelle, insbesondere Doppellamellenroste, die auch zu einer leichten Streckung der Wirbelsäule führen. Das sorgt dafür, dass sich deine Bandscheiben optimal regenerieren und die Diffusion von Wasser und Nährstoffen in deren gelartige Masse erfolgen kann. Da unsere Bandscheiben nicht direkt mit dem Blutkreislauf verbunden sind, sind sie auf diese nächtliche passive Diffusion angewiesen, um versorgt zu werden. Das ist übrigens auch die Erklärung dafür, warum wir morgens etwa anderthalb Zentimeter größer sind als am Abend: In der Früh sind die Bandscheiben wieder voll genährt.

Matratze. Meiner Meinung nach sind Naturkautschukmatratzen das Nonplusultra, da sie nahezu frei von chemischen Zusätzen sind. Viele Matratzen aus anderen Materialien dünsten noch über Monate schädliche Chemikalien aus. Hier kann ein prüfender Blick in Testberichte helfen. Wichtig ist, dass deine Matratze den richtigen Härtegrad für dich hat. Probier aus, was für dich am besten passt! Heutzutage bieten viele Hersteller einen längeren Testzeitraum und eine Rückgabe bei Nichtgefallen an. Manche Menschen schwören darauf, nur mit einer Matratze – ganz ohne Lattenrost und Bett – auf dem Boden zu liegen. Das mag für einige Nächte angenehm sein, auf längere Zeit gesehen fehlt dabei meines Erachtens aber die notwendige Entlastung der Wirbelsäule und es kann zu Bandscheibenbeschwerden oder Schwierigkeiten im Schulterbereich kommen.

Bettdecke. Hier hast du die Qual der Wahl – es gibt ein schier endloses Angebot an Modellen, Größen, Dicken et cetera. Viele Leute lieben ihre Daunendecke über alles, weil sie warm, leicht und kuschelig ist. Doch in der Regel stammen die Daunen von Gänsen – Wassertiere, für die es logischerweise wichtig ist, dass ihr Federkleid wasserabweisend ist. Für das Schlafklima ist das nicht so vorteilhaft, da sich die Feuchtigkeit unter der Decke sammelt, das Mikroklima sich verschlechtert und die Körpertemperatur dann nicht so gut absinken kann. Ich bevorzuge und empfehle daher Schafwolldecken, bei denen es auch Sommer- und Wintermodelle gibt. Denn Schafschurwolle kann aufgrund der Beschaffenheit und Struktur der Schafhaare Feuchtigkeit gut binden und so die nachts durch Schwitzen entstehende Feuchtigkeit besonders gut aufnehmen und das Mikroklima unter der Decke verbessern.

Kissen. Passform und Festigkeit sollten zu dir und deiner Lieblingsschlafposition passen. Es sollte ausreichend hoch sein, damit dein Kopf auch in Seitenlage nicht zu tief liegt und die Halswirbelsäule die Achse zur restlichen Wirbelsäule halten kann. Die Füllung sollte idealerweise aus einem Material sein, das Feuchtigkeit gut aufnehmen kann, da wir auch über den Kopf nachts schwitzen. Am besten finde ich Naturmaterialien wie Schafschurwolle, Dinkel oder Zirbenholzspäne oder -flocken.

Wie du siehst, gibt es verschiedene Möglichkeiten, wie dein Bett zu deinem Schlafparadies werden kann. Hauptsache, du schläfst gut darin und fühlst dich rundum wohl. Ich sehe es grundlegend genauso wie Wolfgang Leikermoser: Einige Menschen sparen an der falschen Stelle. Sie geben gerne viel Geld für eine luxuriöse Fernreise aus und schlafen im Fünfsternehotel wie auf Wolken – aber das neue Bett fürs heimische Schlafzimmer soll bloß nicht zu teuer sein. Für unsere Schlafqualität macht es aber durchaus einen Unterschied, ob wir unseren Luxuskörper jede Nacht auf Billigware oder ein qualitativ hochwertiges Produkt betten, vom Rahmen über die Matratze bis hin zu Kissen und Decke.

Alarm im Blaulichtmilieu: Runterkommen vor dem Bildschirm

Vor künstlichem Licht können wir uns in der westlichen Welt kaum noch retten: Neonröhren im Einkaufszentrum und am Arbeitsplatz, flackernde Bildschirme, Straßenlaternen, beleuchtete Industriegebäude und Schaufenster, grelle Leuchtreklamen, angestrahlte Sehenswürdigkeiten, LED-Leuchten in den eigenen vier Wänden, beleuchtete Displays an Haushaltsgeräten, Kontrolllämpchen und so weiter. Unser Leben spielt sich überwiegend im Hellen ab. Es ist wirklich schwer, einen stockdunklen Ort zu finden. Dafür gibt es sogar mehrere Begriffe: »Lichtverschmutzung« oder »Lichtsmog«. Diese Abwesenheit von vollkommener Dunkelheit hat massive Auswirkungen auf die Natur – und natürlich auch auf unser Leben und unseren Schlaf.[43]

Häufig erzählen mir Leute, dass sie vor dem Fernseher besonders gut einschlafen können. Das kann ich gut verstehen, weil es ihnen dabei womöglich wie unseren Vorfahren ergeht, die der Blick ins Feuer schläfrig gemacht hat. Dietmar Spiegel wird zum Beispiel vor der Glotze richtig schnell müde und kann sogar problemlos von der Couch ins Bett wechseln, ohne wieder richtig wach zu werden. Das deckt sich mit meiner Beobachtung über die Jahre: Die einen können selbst dann gut wieder einschlafen, wenn sie nach ein oder zwei Stunden im Wohnzimmer auf der Couch aufwachen, sich bettfertig machen und für den Rest der Nacht ins Schlafzimmer wechseln. Doch so mancher hat damit Schwierigkeiten, da der »Fernsehschlaf« wie ein Mittagsschlaf wirken kann. Und nach dem Wechsel vom Sofa ins Bett sind sie dann wieder hellwach. Wie ist das bei dir? Vielleicht könnte das eine Stellschraube sein, an der du drehen kannst.

Smarte Erleuchtung

Für viele Menschen ist es völlig normal, Fernseher, Computer, E-Reader, Tablet oder Smartphone bis kurz vor dem Schlafengehen oder sogar noch im Bett zu nutzen. Dass das ein Grund für ihre schlechte Schlafqualität sein kann, ist viel zu wenigen bewusst. Ich bringe daher mal etwas mehr Licht in das Lichtthema: Technische Geräte mit Beleuchtung senden ein Lichtspektrum aus. Im Hirn, genauer: in der Zirbeldrüse, wird Melatonin gebildet, aber blauwelliges Licht hemmt diesen Vorgang. Nutzen wir diese Geräte vor dem Schlafengehen, wird also die Freisetzung unseres wichtigsten Schlafhormons gestört. Das gilt auch für die Leuchten in unserer Wohnung, also wäre nach Sonnenuntergang eine indirekte Beleuchtung – oder Kerzenschein als ganz natürliche – Lichtquelle zu empfehlen. Ein weiterer Vorteil: Da ist die romantische Stimmung gleich mit eingebaut. Wenn Kerzen nicht so ganz dein Fall sind – keine Panik, wir leben ja nicht im Mittelalter: Mit den modernen Leuchtmitteln und Smarthome-Lösungen kannst du zu Hause mittlerweile jede erdenkliche Lichtstimmung erzeugen, auf Knopfdruck, über eine App oder sogar per Sprachbefehl. Das Ganze funktioniert auch automatisch ab einer bestimmten Uhrzeit.

Mittlerweile haben Smartphones und Tablets einen Nachtmodus; bei älteren Modellen kannst du dir eine Schutzfolie besorgen, die das ungünstige blauwellige Licht herausfiltert. Computer der neueren Generation haben eingebaute Blaulichtfilter oder entsprechende Softwarelösungen, und auch bei manchen modernen Fernsehern gibt es Modelle mit reduziertem Blaulichtanteil. Eine spezielle Blaulichtfilterbrille solltest du dennoch am Abend tragen, wenn du technische Geräte nutzt. Falls du wie ich Brillenträger bist: Es gibt Clip-ons, die auf eine normale Brille aufgesteckt werden können. Für Menschen, die berufsbedingt überwiegend am Bildschirm arbeiten, gibt es spezielle Gläser für ihre normale Brille, um die Augen zu schützen. Wenn das bei dir der Fall ist, ist das sinnvoll, aber im Freien solltest du eine andere Brille tragen, die das gesamte Lichtspektrum durchlässt, deinem Tag-Nacht-Rhythmus zuliebe. Im Schlafzimmer ist idealerweise für all diese Geräte der Zutritt verboten. Nutzt du dein Smartphone als Wecker oder hörst zum Einschlafen darüber gerne Podcasts, Trancen oder kreierst eine andere Geräuschkulisse, gilt: Flugmodus an! Der funktioniert nämlich nicht nur in der Luft hervorragend.

Permanente Reizüberflutung

Am Abend eine Brille mit Blaulichtfilter aufzusetzen, fällt den meisten Menschen leicht. Doch an ihrer Mediennutzung müssen viele noch arbeiten. Denn der Schlafsaboteur ist in diesem Zusammenhang nicht immer das schlechte blauwellige Licht von Fernseher, Tablet und Smartphone.

Immense Informationsflut. Egal ob Film, Social-Media-Post oder E-Mail-Nachricht, die Inhalte, die wir spätabends konsumieren, können uns innerlich so aufwühlen und beschäftigen, dass an erholsamen Schlaf gar nicht mehr zu denken ist, oder sie bringen uns von einer Information zur nächsten.

Bittersüße Belohnung. Auf der Jagd nach Likes und anderen Kicks halten wir uns eine gefühlte Ewigkeit in sozialen Netzwerken auf oder scrollen uns durch ein TikTok nach dem anderen. Es fällt uns oft richtig schwer, uns davon zu lösen. Das liegt daran, dass unser Gehirn sich über jeden neuen Impuls freut und dies mit der Ausschüttung von Dopamin, einem unserer Glückshormone, belohnt. Davon wollen wir mehr! Deswegen schauen wir noch ein Video, klicken auf einen weiteren Link, scrollen durch einen weiteren Feed. Neuer Reiz, neue Belohnung, neuer Reiz …

Abschweifende Aufmerksamkeit. Sobald der gewohnte Signalton für eine neue E-Mail, WhatsApp oder sonstige Benachrichtigung losgeht, ist unsere Neugier geweckt, die unser Gehirn von einer auf die andere Sekunde voll aktiviert. Bestimmt hast du auch schon mal festgestellt, wie schwer es ist, dem Impuls zu widerstehen, sofort nachzusehen, wer das war oder was es Neues gibt. Und selbst wenn du dich zwingst, deine aktuelle Aktivität zu Ende zu bringen, bist du doch nicht mehr mit voller Konzentration bei der Sache. Stimmt's? Das lenkt untertags schon ab, aber abends stört es deine Schlafvorbereitung und deine innere Ruhe.

Emotionale Achterbahn. Sosehr wir uns über lustige Clips freuen und fröhlich Likes verteilen, so traurig macht es uns, wenn positives Feedback für unsere Postings ausbleibt. Blöde oder gar gehässige Kommentare unter unseren Postings machen uns traurig. Oder wir sind enttäuscht, manchmal sogar richtig sauer, wenn jemand nicht schnell genug oder nicht wie erwartet auf eine unserer Nachrichten reagiert. All das gibt dem Gedankenkarussell unnötigen Schwung.

Gegen diese Effekte hilft kein Blaulichtfilter der Welt! Daher verringerst du natürlich diese Gefahr, indem du dein Abendritual ohne Ablenkungen gestaltest. Mal ehrlich: Wie viele E-Mails hast du spätabends schon bekommen, die du sofort beantworten musstest, weil sonst die Welt untergeht? Also, ich hatte solche zum Glück noch nie im Postfach, sie konnten alle ruhig bis zum nächsten Morgen warten. Auch Friederike Fabritius verzichtet abends strikt auf die Nutzung von Smartphone und Co. Stefan Kermas ist zwar grundlegend mit seiner Schlafqualität zufrieden, will aber dennoch versuchen, in Zukunft an ein paar Stellschrauben zu drehen, unter anderem hinsichtlich seiner Handynutzung.

Lärmbelästigung der besonderen Art

Schnarchen stört deine nächtliche Erholung und gegebenenfalls die deines Partners. Die Steigerung des Schnarchens ist Schlafapnoe, wobei zeitweise die Atmung aussetzt. Die Ursachen sind vielfältig: vergrößerte Mandeln oder Polypen, verschobene Nasenscheidewände oder chronische Entzündungen im Bereich der Nasennebenhöhlen oder auch das Erschlaffen der Rachenmuskulatur – das passiert zum Beispiel, wenn wir einen über den Durst getrunken haben. Übergewicht gehört auch zu den möglichen Ursachen, ebenso wie hormonelle Veränderungen, neurologische Erkrankungen et cetera.

Das Problem für den Schnarcher selbst ist dabei nicht die Lautstärke – für den Bettnachbarn schon eher. Doch der Sauerstoffmangel durch die beeinträchtigte Atmung während der Nacht erschwert Erholung und Regeneration. Die Atemaussetzer unterbrechen den Tiefschlaf, da sie zu vielen kurzen Aufwachreaktionen durch das Kollabieren der Atemwege führen. Der Schnarcher wird dabei aber meist nicht bewusst wach. Die Folge: Tagesmüdigkeit und Konzentrationsschwäche.

Wenn du nachts ganze Wälder zersägst, lass die Ursache unbedingt von einem Facharzt oder in einem Schlaflabor medizinisch abklären und wenn möglich beheben. Das gilt auch für andere Schlafsaboteure wie Atemwegserkrankungen, Allergien oder das Restless-Legs-Syndrom. Im Vorfeld kannst du auch mal ausprobieren, ob dir ein altbekannter Trick hilft: zwei Tennisbälle in die Rückseite des Schlafanzugoberteils einnähen. Viele schnarchen nämlich nur in Rückenlage, da sich die oberen Luftwege in dieser Position leichter verschließen. Durch die »Tennisballeinlage« geht das nicht mehr. Problem gelöst! Zumindest manchmal. Es gibt auch andere Hilfsmittel, die gegen das Schnarchen helfen sollen, wie Jacken, Westen oder Kissen. Sobald du die Traumwälder nach einer erfolgreichen Diagnose und Behandlung nicht mehr Nacht für Nacht abholzt, kriegst du besser Luft, und es gibt mehr nächtliche Erholung für alle. Mehr noch: Alle sind nach dem Aufstehen entspannter.

Wenn du Bettnachbar eines Schnarchers bist, sprich das Thema einfühlsam an und schick ihn zum Arzt. Für deine eigene Nachtruhe kannst du auf Ohrstöpsel zurückgreifen. Hilft das nicht, solltet ihr über getrennte Schlafzimmer sprechen. So kannst du deine nächtliche Erholung sicherstellen, und für gemeinsame Abend- und Nachterlebnisse könnt ihr euch ja gegenseitig besuchen. Das kann sogar bereichernd für das Beziehungsleben sein! Getrennte Schlafoasen sind übrigens auch eine gute Lösung, wenn ihr unterschiedliche Vorlieben und Vorstellungen oder Schlafrhythmen habt, weil ihr zu unterschiedlichen Zeiten ins Bett geht. So schlafen manche gerne im Stockdunkeln – was nach wie vor meine Empfehlung ist – und manche brauchen etwas mehr Helligkeit, um sich wohlzufühlen, der eine mag lieber bei geöffnetem Fenster schlafen, und auch bei der Schlafzimmertemperatur sind sich so einige Bettnachbarn uneins.

Feinde in deinem Bett: Koffein, Alkohol und Nikotin

Zu vielen Menschen ist meiner Meinung nach immer noch nicht bewusst, dass sich Koffein, Alkohol und Nikotin negativ auf die Schlafqualität auswirken können. Oder ihre Rituale sind schon so automatisiert, dass sie gar nicht auf die Idee kommen, ihre Schwierigkeiten beim Ein- oder Durchschlafen könnten auf einen dieser Schlafsaboteure zurückzuführen sein.

Muntermacher mit Tücken

Im Schlafcoaching bin ich bei meinen Klienten rigoros: Sie müssen koffeinhaltige Getränke weglassen, spätestens ab 14 Uhr. Ich persönlich trinke ab 10 Uhr keinen Kaffee mehr, kenne aber auch genügend Menschen, die gut mit koffeinhaltigen Muntermachern klarkommen, selbst wenn sie spätabends welche trinken, wie zum Beispiel Konstantin Guericke. Friederike Fabritius hingegen verzichtet konsequent darauf, um sich nicht unnötig mit den negativen Effekten herumzuschlagen.

Ich habe bei einigen Leuten den Eindruck, dass sie Koffein chronisch als Aufputschmittel einsetzen und auf diese Art permanent über ihre Grenzen gehen. So mancher lügt sich zugunsten seiner geliebten Angewohnheit in die Tasche, denn viele Menschen können zwar trotz Koffein am Abend einschlafen, doch sie kommen später in den Tiefschlaf – oder gar nicht. Das rächt sich früher oder später. Müdigkeit hat ja eine Funktion: Sie zeigt unserem Körper, dass es Zeit für eine Pause ist. Doch Koffein verdrängt das Adenosin, das über den Tag gebildet wird und uns müde werden lässt, aus den Rezeptoren – aber dadurch ist es ja noch lange nicht weg. Nachdem das Koffein abgebaut ist, wird das Gehirn mit Adenosin regelrecht überschwemmt.

Wenn du das Gefühl hast, dass du nur mit Unmengen von Kaffee, Cola, Energydrinks oder anregenden Teesorten den anstrengenden Tag überstehst, passt etwas mit deinem Energielevel nicht. Die Vermutung liegt nahe, dass du nachts nicht ausreichend Erholung abbekommst, und das kann unter anderem an deinem Koffeinkonsum liegen. Oft genug haben meine Coaching-Klienten ihr Schlafproblem allein über den kontrollierten Koffeinkonsum gelöst. So einfach kann es manchmal sein! Beantworte für dich ehrlich diese Frage: Brauchst du koffeinhaltige Getränke als Wachmacher und »funktionierst« gar nicht mehr ohne, oder sind sie für dich ein Genussmittel, das dir einfach Freude macht, dir schmeckt und für dich Gemütlichkeit verkörpert? Wenn du feststellst, dass aufputschende Muntermacher dich hibbelig machen, denk darüber nach, sie zugunsten deiner nächtlichen Erholung zumindest versuchsweise wegzulassen. Vor allem wenn Schlaf deine oberste Priorität ist, sollten sich andere Faktoren diesem Ziel unterordnen.

Ein Filterkaffee (200 Milliliter) enthält etwa 90 Milligramm Koffein, ein Espresso (60 Milliliter) oder ein Energydrink (250 Milliliter) etwa 80 Milligramm und eine Tasse Schwarztee (220 Milliliter) etwa 50 Milligramm.[44] Mit dem Abbau des Koffeins ist dein Körper längere Zeit beschäftigt, die Halbwertszeit liegt bei vier bis fünf Stunden. Das bedeutet: Wenn du um 16 Uhr rund 200 Milligramm Koffein zu dir nimmst, hast du gegen 20 Uhr noch gut 100 Milligramm im Körper und um Mitternacht rund 50 Milligramm. Das kann zu Einschlafschwierigkeiten führen. Koffein erhöht zudem den Harndrang, der dich womöglich nachts aus dem Bett treibt. Und dann musst du erst mal wieder einschlafen. Die empfohlene Höchstdosis pro Tag liegt laut der Europäischen Behörde für Lebensmittelsicherheit (EFSA) übrigens für gesunde Erwachsene bei 400 Milligramm Koffein. Höhere Mengen können zu Nervosität, Herzrasen, Schweißausbrüchen und Schlafstörungen führen.[45]

Einen Koffeinkick kannst du gezielt nutzen, etwa wenn im Unternehmen spätabends eine Krisensitzung angesetzt ist und du dort eine wichtige Präsentation machst, du an einem Wettkampf teilnimmst oder du Künstler bist und einen Auftritt auf der großen Bühne hast. Denn Koffein macht wach und verscheucht die Müdigkeit, stärkt die Konzentration und Muskelkraft, verbessert die Ausdauer und wirkt sogar einem Muskelkater entgegen. Allerdings solltest du dabei die lange Wirkdauer bedenken, sonst liegst du nach deinem wichtigen Auftritt noch stundenlang wach.

Na dann, Prost!

Für viele Leute gehört das Glas Wein am Abend oder das Feierabendbierchen einfach dazu. Durch Alkohol bekommen wir nach der euphorisierenden Phase, die uns gesellig und gesprächig macht, die nötige Bettschwere, und das Einschlafen klappt dann meist ganz gut. Aber machen wir uns nichts vor: Jeder Tropfen Alkohol ist ein Schlafsaboteur. Im Grunde narkotisieren wir uns damit. Alkohol beeinträchtigt sowohl den Tief- als auch den Traumschlaf, stört also unsere Schlafarchitektur, und so sind wir am nächsten Morgen einfach nicht im Vollbesitz unserer körperlichen und geistigen Kräfte (siehe Kapitel 4).

Alkohol ist ein Zellgift, das die Regeneration behindert – und dieser Prozess ist nach einem anstrengenden Arbeitstag, intensivem Training, einem fordernden Wettkampf oder einer sonstigen Performance einfach wichtig. Die Leber braucht zum Abbau Energie, die dann logischerweise an anderer Stelle fehlt. Der Abbau des Alkohols wirkt sogar wie ein kleiner Entzug, wodurch wir wach werden könnten. Noch dazu treibt uns Alkohol nachts nach ein paar Stunden aus den Federn, weil wir zur Toilette müssen. Ein Teil des Alkohols ist dann schon abgebaut und wir befinden uns wieder in einer euphorischen Stimmung. Da kann das Einschlafen zu einer echten Herausforderung werden. Der gesamte Schlafrhythmus kann aus dem Tritt kommen. Da deine Batterien am nächsten Tag nicht wieder aufgeladen sind, kannst du auch keine Höchstleistungen erwarten. Sei also gnädig mit dir, wenn es mal etwas feuchtfröhlich zu feiern gab.

Im Alltag gibt es viele Möglichkeiten, um Schlafdruck aufzubauen und dich zu entspannen. Dazu braucht es eigentlich keine Cocktails, Shots, Wein oder Bier. Ich will dir aber nicht vorschreiben, wie du mit Alkohol umgehen sollst. Das musst du nach deinen Prioritäten entscheiden und sehen, wie dir das Feierabendbier oder das Gläschen Wein bekommt. Alexander Herrmann verbindet mit dem Feierabendbier zum Beispiel ein lang gehegtes und lieb gewonnenes

Entspannungsritual, bei dem der Alkohol im Grunde gar keine Rolle spielt. Es geht vielmehr ums Beisammensein und die Gespräche mit anderen. Und auch Tommy Haas gönnt sich mittlerweile ab und zu gerne mal ein Bier, nachdem die Kinder im Bett sind, und genießt den schläfrig machenden Effekt.

Nur Schall und Rauch

Viele Raucher schwören auf den beruhigenden Effekt ihrer geliebten Zigarette. Dabei ist das Entspannende am Rauchen gar nicht das Nikotin oder andere Stoffe, die im Tabak enthalten sind. Sie wirken sogar eher aufkratzend, weil das Hirn mit Dopamin geflutet wird. Das Entspannende ist das tiefe Ein- und Ausatmen! Und das geht auch ohne Nebenwirkungen des Glimmstängels: durch Atemübungen oder Meditation (siehe Kapitel 4). Für andere ist Rauchen ein Stressbewältigungsmechanismus, es ist ein Ritual, das sie schon seit Jahrzehnten so zelebrieren und sich gar nicht vorstellen können, dass es auch anders geht.

Wenn du Raucher bist, solltest du versuchen, zwei Stunden vor dem Schlafengehen nicht mehr zu rauchen. Vielleicht kannst du trotz Nikotin subjektiv gut schlafen – als Arzt rate ich dir generell von Zigaretten und Co. ab, deiner allgemeinen Gesundheit zuliebe. Und für einen erholsamen Schlaf sorgen sie ebenfalls nicht. Wenn du also mit Schlafproblemen zu kämpfen hast, kann das eine weitere Stellschraube sein, die deine Schlafqualität nachhaltig verbessert.

Das Gute ist: Zu rauchen basiert ebenso wie schlecht zu schlafen auf dem eigenen Verhalten, und dein Verhalten kannst du beeinflussen, wenn du willst. Ich weiß natürlich, dass es nicht leicht ist, Gewohnheiten von heute auf morgen zu ändern, vor allem wenn Suchtmittel im Spiel sind. Dafür brauchst du schon Willenskraft und etwas Ausdauer. Das ist bei jedem Menschen anders. Ich habe schon einige Menschen bei der Raucherentwöhnung begleitet und manchmal klappte es wie am Schnürchen, von einem Tag auf den anderen. Ich erkläre mir dieses Phänomen mit einer tiefgreifenden Bewusstseinsänderung: Wenn es bei uns – egal in welchem Zusammenhang – einmal klick gemacht hat und wir für uns verstanden haben, warum eine Veränderung sinnvoll ist und uns weiterbringt, fällt die Umsetzung viel leichter und wir geraten weniger in Versuchung, in das alte Verhaltensmuster zurückzufallen. Und manchmal machen wir – du kennst es aus deinem eigenen Gedankenkarussell vermutlich auch – aus einer Mücke einen Elefanten und stellen uns Veränderung immer so unglaublich schwer vor. Das liegt mitunter daran, dass unser Gehirn ein Energiesparer ist und ihm eingeübtes Verhalten, sprich: Automatismen, lieber sind als neue Rituale, die erst noch gefestigt werden müssen. Sobald wir uns aber bewusst für eine Veränderung entschieden haben und sich die ersten Effekte einstellen, fühlt es sich ganz unverhofft leicht und natürlich an.

Wenn du das Gefühl hast, alleine nicht weiterzukommen: Nimm an einem Raucherentwöhnungskurs teil oder such dir psychologische Unterstützung. Du musst nicht alles alleine hinkriegen, mach dir keinen unnötigen Druck! Dafür gibt es Experten, die dir weiterhelfen können.

»Ich bin ein Verfechter von ausreichend Schlaf – sonst zapft man permanent seine Reserven an, und irgendwann rächt sich das.«

Musiker Peter Maffay

Den Namen Peter Maffay verbindet man natürlich sofort mit Musik – vor allem Rock ’n’ Roll. Aber auch mit dem kleinen Drachen Tabaluga, den der Songwriter, Komponist und Produzent miterfunden hat und den viele Kinder heiß und innig lieben. Viele Aspekte seines

Wirkens kennen so einige vermutlich gar nicht. »Der Typ singt halt seine Lieder ein und geht dann irgendwann damit auf die Bühne – aber es ist ja viel mehr«, so beschreibt der Künstler die schnelle Einschätzung anderer. Tatsächlich ist die Bühne ein zweites Zuhause für ihn. »Meine Band und ich spielen nun seit 30, 35 Jahren zusammen, da ist schon die zweite Generation mit uns auf der Bühne und macht uns Feuer unterm Hintern.« Das Team bildet ein relativ stabiles Gefüge, auch wenn über die Jahre natürlich Leute gekommen und gegangen sind. »Wen lässt man an sich ran, wen hält man von sich fern? Aus dieser Analyse entsteht diese Arbeits- und Lebensgemeinschaft. Wenn sie sorgfältig gewählt ist und gepflegt wird, ist sie die Voraussetzung für eine Zukunftsperspektive.« Und wenn man etwas genauer hinsieht, gibt es jede Menge außerhalb des rein Musikalischen zu entdecken: Die Peter Maffay Stiftung für benachteiligte Kinder und Jugendliche gibt es beispielsweise schon seit 20 Jahren, zu der mittlerweile auch ein landwirtschaftlicher Betrieb mitsamt Bisonherde und Hofladen gehört. »Ich betrachte es als Glück, dass es diese Vielschichtigkeit gibt«, sagt er. »Das erzeugt ein enormes lebendiges Leben, einen sehr lebendigen Tag. Und jetzt kommt meine Tochter, diese zauberhafte kleine Dame, hinzu, die uns in Atem hält. Also, das Gehirn ist irgendwie pausenlos gefordert, was ich gut finde.«

Tourneen hat der Vollblutmusiker und Performer nie als Belastung empfunden, im Gegenteil. Es gibt dort ganz klar geregelte Abläufe, das Adrenalin pusht ihn, es gibt viele Erfolgssituationen oder auch mal weniger. Aber insgesamt steckt dahinter in seinen Augen eine gute Dynamik. »Erlebnisse, Einflüsse, Menschen, die negativ sind – das hat schlechte Auswirkungen, dafür braucht es einen Ausgleich. Die anderen, die positiven Energien strengen zwar an, sind aber nicht destruktiv«, erklärt er. Auf seine Auftritte bereitet er sich ganz in Ruhe und allein vor. »Da kommt keiner in meine Garderobe, eine halbe Stunde.« Um nach einem Konzert runterzukommen, hat der Performer eine ganz pragmatische Lösung: »Ich setze mich ins Auto, fahre 200 Kilometer ins Hotel am nächsten Auftrittsort, schalte dazu klassische Musik ein – und mein Beifahrer und ich müssen die Klappe halten, weil das das beste Mittel ist, um Heiserkeit zu verhindern.« Da ist also erst mal Ruhe im Karton.

Das Rockstar-Dasein mit zu viel Alkohol und zu vielen Zigaretten gehörte lange Jahre dazu, das lässt sich nicht leugnen – doch nachdem es klick gemacht hatte, war es für ihn auch kein großes Problem, mit schlechten Angewohnheiten von einem Tag auf den anderen aufzuhören. »Heute habe ich natürlich alle Motivation dieser Welt, meinen Sohn, meine kleine Tochter und meine Beziehung noch lange erleben zu wollen. Deswegen bin ich der Auffassung, dass im Grunde genommen das Bewusstsein um den eigenen Körper der erste Schritt in die richtige Richtung ist. Dort beginnt eigentlich alles. Die Voraussetzung dafür ist, dass man ihn gut in Schuss hält. Wenn man das tut, hat man lange Freude daran.« Sport ist ihm daher sehr wichtig – als mentaler Ausgleich, aber eben auch für die körperliche Fitness. »Ich gehe in den Fitnessraum unter unserem Studio, schalte den Fernseher ein, gucke stur Nachrichten und malträtiere dabei meinen Boxsack. Das ist meine Art von Abschalten, weg von den Dingen, die mir durch den Kopf gehen.« Oder er schnappt sich sein Fahrrad und macht eine Tour durch den Wald oder am See entlang.

Auf Schlafhygiene legt er heute definitiv viel mehr wert als in jungen Jahren. »Es gab Zeiten, auf Tournee, da war ich so beschäftigt mit allem Möglichen, dass Schlaf eine untergeordnete Rolle spielte«, erzählt er. »Ich war sogar irgendwie stolz darauf, dass ich mit fünf Stunden ausgekommen bin. Und ich bin ja auch wirklich kein Langschläfer. Aber dieser Illusion, dass wenig Schlaf reicht für das enorme Pensum, das man als Künstler zu bewältigen hat, der bin ich total erlegen, das habe ich mittlerweile erkannt. Ich bin ein Verfechter von ausreichend Schlaf – sonst zapft man permanent seine Reserven an, und irgendwann rächt sich das. Also ich meine nicht ewig pennen, aber ein Minimum von sechs Stunden pro Nacht halte ich für wahnsinnig wichtig, um leistungsfähig zu bleiben und einigermaßen ausgeglichen zu sein.«

Der Corona-Lockdown hat ihm in puncto Schlafqualität merklich gutgetan. »Ich gehe früher ins Bett, so gegen 22 Uhr, manchmal sogar 21:30 Uhr«, erzählt er. »Ich bin aber von Haus aus Frühaufsteher. Um 6 Uhr bin ich also auf den Beinen. Nachts wache ich vielleicht ein- oder zweimal auf, wegen meiner kleinen Tochter oder meinetwegen. Aber ich kann sofort wieder einschlafen.« Nach dem Aufstehen gehört die erste Stunde in der Regel ihm allein – für ein bisschen Sport natürlich, mitsamt Lockerungs- und Dehnübungen. Danach widmet er sich voll und ganz seiner Familie. »Ich habe Spaß daran, das Frühstück vorzubereiten und den Tisch einzudecken, der Kleinen eine Stulle zu machen, ihr einen Apfel zu schälen, sie aus dem Bett zu holen und so weiter, während meine Freundin noch etwas weiterschlafen darf.« Einen Mittagsschlaf gab es in früheren Jahren noch recht häufig, erinnert er sich. »Das würde ich gerne wieder hinkriegen. Ich müsste mir diesen Freiraum tagsüber nehmen, aber mein Tagesablauf gibt es einfach nicht her. Wenn es etwas Wichtigeres zu tun gibt, dann ist das eben so.«

Der kreative Prozess beim Musikmachen hält ihn sogar von Zeit zu Zeit vom Schlafen ab: »Ich wache nachts auf, weil mir irgendein Geräusch auffällt. Manchmal kann ich nicht sofort einschlafen, dann kommt die erste Melodie, und das geht dann hin bis zu einem ganzen Album. Ich fange an zu analysieren, sämtliche Harmonien spielen in meinem Kopf, und ich merke richtig, wie mein Gehirn arbeitet, wie schnell es ist und was es erzeugt.« In solchen Nächten ist an Schlaf nicht mehr zu denken. »Ich stehe dann eben um 2 Uhr auf, setze mich an den Schreibtisch und fange an, das Zeug runterzuschreiben.«

Längere Schlafstörungen oder gar Schlaflosigkeit kannte er dennoch lange nicht, bis vor ein paar Jahren beruflich wie privat so einiges zusammenkam. Im Rückblick erkannte er, dass diese Entwicklung sich eigentlich schon länger abgezeichnet hatte, ohne dass er die Symptome ernst genommen hätte. »Wenn ich schlafen wollte, fing ich an, mich gedanklich mit Tagesgeschehnissen zu beschäftigen. Je mehr ich dann versuchte, mich zurückzunehmen und etwas bleiben zu lassen, desto mehr geriet ich in diese Spirale hinein, und es hörte nicht mehr auf«, beschreibt er diese herausfordernde Episode. Die Auswirkungen nach mehreren Nächten mit wenig bis kaum Schlaf waren für ihn deutlich zu spüren: »Ich habe gemerkt, dass meine körperlichen und psychischen Reserven ziemlich stark angegriffen waren. Ich war nervös, machte mir Sorgen, abends ins Bett zu gehen, weil ich wusste, wie die Nacht verlaufen würde. Ein absoluter selbst gemachter Psychoterror!« Der Arzt verschrieb ihm ein Medikament, doch mit den Effekten und Nebenwirkungen des Schlafmittels war der Musiker mehr als unzufrieden, daher blieb es bei einem einmaligen Versuch. »Das war für mich eindeutig der falsche Weg«, sagt er.

Ein Bekannter gab ihm Tipps für eine bessere Nachtruhe, etwa den eigenen Schlaf-wach-Rhythmus mehr zu beachten oder eine beruhigende Umgebung zu schaffen, um den Teufelskreis der Schlaflosigkeit zu durchbrechen. »Ich nahm mir vor, jeden Abend vor dem Schlafengehen eine halbe Stunde rauszugehen, und gestaltete meine Schlafumgebung kälter, damit meine Körperkerntemperatur sinken konnte. Solche Dinge, kleine Veränderungen.« Mit der Zeit zeigten diese Modifikationen Wirkung. Nach fast durchwachten Nächten kehrte der erholsame Schlaf Stück für Stück zurück, und auch heute kommt es ab und zu mal vor, dass er mal eine Nacht nicht schläft.

»Aber es macht mich jetzt nicht mehr so nervös, weil ich nun aus Erfahrung weiß, dass man da wieder rauskommen kann. Wenn sich so etwas andeutet, schalte ich einen Gang runter, oder zwei – auch wenn das manchmal nicht leicht ist.«

Seinen Sturkopf nennt er als größten Erfolgsfaktor für alles, was er bisher erreicht hat, aber er findet auch, dass die Erziehung definitiv eine Rolle spielt. »Es gibt natürlich einige Dinge, die meine Mutter – und mein Vater fast noch mehr – mir mitgegeben haben. Darunter auch eine gewisse Renitenz, die sich bei mir im Rock 'n' Roll geäußert hat. Ich glaube, dass David manchmal effektiver ist als Goliath. Und ich lebe nach dem Prinzip, dass nicht der Sprint, sondern der Marathon entscheidend ist.« Der Erfolg über die Jahre gibt ihm recht.

Valium und seine Freunde: Rosa Brille auf Rezept mit Nebenwirkungen

Vor Narkosen haben viele Menschen Angst, das weiß ich als Anästhesist aus Erfahrung. Für sie ist es eine erschreckende Vorstellung, bewusstlos und damit anderen ausgeliefert zu sein, nicht zu wissen, was mit ihnen geschieht, ob sie vielleicht währenddessen reden und so weiter. Tatsächlich ist eine Narkose eine medikamentös herbeigeführte Bewusstlosigkeit, ein künstliches Koma im Prinzip, das bei notwendigen medizinischen Eingriffen sinnvoll und unumgänglich ist. Es erfüllt genau diesen Zweck. Das hat aber nichts mit einem natürlichen Schlaf mit unterschiedlichen Phasen und den damit verbundenen Reinigungs- und Erholungsprozessen zu tun.

Zwar bleibt das Gehirn unter Narkosemedikamenten auch aktiv, aber anders:[46] Die Nervenzellen kommunizieren nicht mehr richtig miteinander, wodurch wichtige Prozesse, die in den Schlafphasen stattfinden und die Regeneration unterstützen, schlichtweg fehlen. Denn während wir schlafen, geht es auf den Nervenautobahnen rund (siehe Kapitel 2)! Die genaue Wirkweise von Hypnotika im Gehirn ist jedoch noch nicht vollends geklärt, sie bleibt weiterhin Gegenstand der Forschung.[47]

Die Mittel, die bei einer Anästhesie vor einer Operation eingesetzt werden, sind sogenannte Hypnotika. Propofol ist das gängigste Narkosemedikament, aber es gibt auch noch die Wirkstoffgruppe der Barbiturate, zu denen zum Beispiel Thiopental zählt. Beide wirken über Rezeptoren im zentralen Nervensystem, die hemmende Effekte auf das Gehirn haben.

Schlaf aus der Packung

Interessanterweise scheint es die Ängste, die Menschen vor einer Narkose plagen, bei der Einnahme von Schlaftabletten nicht zu geben. Dabei wirken einige von ihnen genauso auf die Hirnchemie ein: Schlafmedikamente wie Benzodiazepine oder Z-Substanzen docken an denselben Rezeptoren wie die Narkosemittel an, sie betäuben unseren Körper und Geist und beeinträchtigen die wichtigen Schlafphasen.[48] Insbesondere eine Veränderung des Traumschlafs kann zu vermehrten Angstzuständen, Müdigkeit oder Albträumen führen.[49] Am nächsten Morgen stehen dann viele Menschen neben sich, fühlen sich immer noch müde, sind vergesslich und können sich schwer konzentrieren.

Schlafstörungen sind hierzulande keine Seltenheit, laut der Deutschen Gesellschaft für Schlafforschung und Schlafmedizin (DGSM) sind 20 bis 30 Prozent der Bundesbürger betroffen, 6 Prozent leiden sogar unter chronischen Schlafstörungen. Bis zu 1,9 Millionen Deutsche nehmen demnach zur Behandlung regelmäßig Schlafmedikamente ein.[50] Das Problem an der Sache: Statt der Ursache der Schlafstörung auf den Grund zu gehen und herauszufinden, was unseren

Schlaf beeinträchtigt, übermalen wir die Störungen mit einem Schlafmittel nur. So berauben wir uns jedoch der erholsamen Effekte des natürlichen Schlafs. Dort werden rege Informationen zwischen Nervenzellen und verschiedenen Hirnarealen ausgetauscht, unser Gehirn ist hochaktiv. Der Schlafprozess unterliegt einer komplexen Steuerung von vielen verschiedenen Botenstoffen oder Substanzen, darunter Serotonin, Melatonin, Adenosin und vielen mehr.

Erschwerend kommt hinzu, dass die Patienten bei längerer Einnahme von Medikamenten körperlich oder psychisch abhängig werden können und die Präparate zum Teil schwere Nebenwirkungen haben, was vielfach unterschätzt wird.[51] Studien lieferten sogar Hinweise darauf, dass das Sterberisiko steigen könnte und die Wahrscheinlichkeit für eine Krebserkrankung sich erhöht.[52] Zu Risiken und Nebenwirkungen von Schlafmitteln solltest du daher auf jeden Fall deinen Hausarzt befragen.

Benzodiazepine. Der vermutlich bekannteste Vertreter dieser Schlafmittelgattung, die auch Tranquilizer genannt werden, ist Valium. Bei diesem Arzneistoff fühlt man sich, als wäre man in Watte gepackt. Das Schlafmittel ist angst- und krampflösend, entspannt die Muskeln und stößt den Schlaf an. Doch es beeinträchtigt die Tief- und Traumschlafphasen, die durch die Einnahme reduziert werden. Wir sind sediert, können uns zum Teil an nichts erinnern. In höheren Dosen können bestimmte Benzodiazepine deswegen auch als Narkosemittel eingesetzt werden. Zu den bekannten Nebenwirkungen zählen Tagesmüdigkeit, gestörte Konzentration und Merkfähigkeit sowie ein unsicherer Gang. Sie können bei akuten Schlafstörungen für einen kurzen Zeitraum hilfreich sein, doch bei längerer Einnahme kann man schnell körperlich und psychisch abhängig werden.

Z-Substanzen. Auch diese Schlafmittel beeinträchtigen den natürlichen Schlaf, allerdings weniger als die Benzodiazepine. Eine körperliche und psychische Abhängigkeit ist möglich, fällt aber ebenfalls geringer aus als bei den Benzodiazepinen. Allerdings gibt es den Verdacht, dass sie bei längerer Einnahme eine Alzheimer-Erkrankung begünstigen könnten.[53]

Ich habe im Selbstversuch mal das Benzodiazepin Lorazepam und die Z-Substanz Zolpidem jeweils für ein paar Tage getestet, um ihre Wirkung am eigenen Leib zu spüren. Eine Erfahrung, die ich ungern wiederholen möchte. Beim Einschlafen haben mir beide Mittel geholfen, das war nicht das Problem. Doch ich hatte mit beiden Substanzen Schwierigkeiten, am nächsten Morgen wach zu werden und aufzustehen. Ich fühlte mich einige Zeit recht wackelig auf den Beinen und konnte mich auch nur schwer konzentrieren. Außerdem war in den ersten Stunden des Tages meine Merkfähigkeit definitiv beeinträchtigt. Ich sehe es wie Peter Maffay: Das wäre schlichtweg keine praktikable Lösung für mich, selbst wenn ich Schwierigkeiten beim Ein- und Durchschlafen hätte.

In der kurzen Zeit habe ich hinsichtlich Abhängigkeiten keine speziellen Erfahrungen gemacht, aber als Mediziner weiß ich natürlich: Schlafmittel können sowohl eine körperliche als auch psychische Abhängigkeit erzeugen, daher sollte man sie nicht länger als zwei Wochen einnehmen. Bereits nach wenigen Tagen. kann es nach dem Absetzen der Medikamente zum sogenannten Rebound-Phänomen kommen. Das bedeutet, dass die Beschwerden, die ursprünglich zur Einnahme geführt haben – in diesem Fall Ängste oder Schlafstörungen –, nun verstärkt auftreten.[54] Um diesen Effekt zu verhindern, müssen diese Medikamente daher unter ärztlicher Betreuung langsam ausgeschlichen, also immer niedriger dosiert, werden, bis sie komplett abgesetzt werden können.

Bei älteren Menschen steigt bei Einnahme von Schlafmitteln zudem die Gefahr, nachts auf dem Weg zur Toilette zu stürzen, weil sie – oft aufgrund von Nebenwirkungen – wackelig auf den Beinen sind. Das kann zu Knochenbrüchen und Schlimmerem führen.

Doch auch andere Medikamente können unter Umständen die Schlafqualität beeinflussen.

Antidepressiva. Sie sollen bei Depressionen die Stimmungslage zum Positiven verändern. Durch diese Verbesserung grübeln die Betroffenen weniger und können leichter einschlafen. Doch sie können auch den Traumschlaf und damit die kognitive Regeneration unterdrücken, oder aber Albträume auslösen und dadurch unseren Schlaf stören.

Antihistaminika. Histamin ist ein körpereigener Stoff, der unter anderem bei Entzündungsreaktionen ausgeschüttet wird. Im Gehirn sorgt er dafür, dass wir wach sind. Bei älteren Antihistaminika, die zum Beispiel bei Heuschnupfen eingesetzt wurden, hat man entdeckt, dass diese sehr müde machen. Daher werden diese Medikamente auch manchmal als Schlafmittel eingesetzt, haben aber eine eher schwache Wirkung auf die Schlafphasen und zudem ein geringes Abhängigkeitspotenzial. Doch sie kommen mit einer Reihe von unangenehmen Nebenwirkungen daher, darunter Mundtrockenheit und Trockenheit der Augen, und können uns selbst noch am nächsten Tag müde machen.

Der Vollständigkeit halber: Auch Alkohol ist ein Hypnotikum, das über ähnliche Rezeptoren wie Narkosemedikamente wirkt. Das merken wir, wenn wir aus Versehen »überdosiert«, also ein paar über den Durst getrunken haben. Motorik und Sensorik sind beeinträchtigt, auch mit dem klaren Denken will es nicht mehr so recht klappen. Wir sehen verschwommen und reden undeutlich, und neben einer euphorisierenden Wirkung bemerken wir irgendwann auch die einschläfernden Effekte des Alkohols. Am nächsten Morgen ist unsere Erinnerung an den Vorabend vage bis lückenhaft, im Extremfall haben wir sogar einen kompletten Filmriss. Benzodiazepine, Z-Substanzen und Alkohol können muskelentspannend wirken, sodass es zu vermehrtem Schnarchen und Atemaussetzern kommen kann. Das quittiert unser Körper mit kleinen Aufwachreaktionen, die wiederum die Erholsamkeit des Schlafs beeinträchtigen.

Ich sage es frei heraus: Von Schlafmedikamenten halte ich wenig. Schlaftabletten können in manchen Situationen eine Notlösung sein, damit ein Patient wenigstens ein paar Nächte wieder durchschlafen kann, bis eine Ursachenbehandlung oder weitergehende

Therapie möglich ist – aber nur überbrückend und unter ärztlicher Beobachtung. In speziellen Konstellationen, etwa bei chronischen Schmerzzuständen, können Antidepressiva den Schlaf aufgrund ihrer stimmungsaufhellenden und schmerzreduzierenden Wirkung in niedriger Dosierung unterstützen.

Doch als Schlafcoach möchte ich, dass die Menschen, die zu mir kommen, wieder natürlicher und leichter schlafen – und die Lösung sind Verhaltensänderungen, keine Pillen. Natürlicher Schlaf ist ein hochkomplexes Zusammenspiel vieler verschiedener Bausteine, ähnlich einer Symphonie. Schlafmittel legen einen einzigen Rezeptor und dadurch unser Bewusstsein lahm. Das kann man einfach nicht vergleichen! Der wohltuende Erholungseffekt fehlt und wir haben mit teils erheblichen Nebenwirkungen bis hin zu Abhängigkeiten zu kämpfen.

Alternative Schlafhelfer

Guter und erholsamer Schlaf ist durch nichts zu ersetzen – schon gar nicht durch eine Pille. Er ist deine unerschöpfliche Energiequelle, dein Jungbrunnen und dein Bootcamp. Es gibt zwar bisher keine Medikamente, die den natürlichen Schlaf anstoßen, aber das heißt nicht, dass es keine Lösung gibt. Ursachenforschung steht dabei an erster Stelle. Ich schicke meine Klienten bei Bedarf zu Fachärzten, um körperliche, aber auch psychische Gründe für eine Schlafstörung zu identifizieren, ins Schlaflabor oder zu weiteren Untersuchungen, die mir im Einzelfall sinnvoll erscheinen.

Es gibt jede Menge natürliche Möglichkeiten, um deinen Körper und deinen Geist zur Ruhe zu bringen beziehungsweise eine wohlige Bettschwere aufzubauen. Kräuter wie Baldrian, Melisse, Passionsblume oder Johanniskraut wirken beruhigend und entspannend und können so den Schlaf unterstützen. Es gibt sie in unterschiedlichen Darreichungsformen, etwa als Teezubereitung, Kapsel oder

Tropfen. Der wissenschaftliche Beweis für ihre Wirksamkeit ist noch ausstehend, aber vielen Menschen helfen diese natürlichen Mittel. Möglicherweise ist es auch ein Placeboeffekt, und wie wir alle wissen: Manchmal kann der Glaube Berge versetzen, und wenn er uns durch einen guten Nachtschlaf in die beste Erholung führt, umso besser! Mein persönlicher Favorit für den Abend ist ein Passionsblumen-Kräutertee mit einem Esslöffel hochwertigem Honig und ein bis zwei Esslöffeln Apfelessig.

Eine Sonderrolle bei den natürlichen Schlafhelfern nimmt Melatonin ein: Unser körpereigenes Schlafhormon gibt es nämlich auch in Tablettenform. Allerdings sind die Medikamente hierzulande erst ab 55 Jahren zugelassen und zudem verschreibungspflichtig, weil es noch keine ausreichenden wissenschaftlich fundierten Erkenntnisse über Langzeiteffekte oder Nebenwirkungen gibt. Einige Schlafdrinks oder -sprays, die als Nahrungsergänzungsmittel angeboten werden, enthalten Melatonin, und manche davon sind frei verkäuflich. Solche Präparate nutzen einige Menschen punktuell zur Überwindung von Jetlag. Sie empfinden es als hilfreich, um die innere Uhr bei einem Zeitzonenwechsel schnell wieder einzustellen. Konstantin Guericke nutzt sie genau zu diesem Zweck, aber er erhöht auch vor der Abreise gezielt den Schlafdruck und passt seine Ess- und Schlafgewohnheiten an die Zeitzone vor Ort an, um den Übergang zu erleichtern.

Ich muss ganz klar sagen: Als gesunder Mensch brauchst du meiner Ansicht nach nicht extra Melatonin, weil dein Körper in der Lage ist, es selbst zu bilden. Wie du ihn dabei unterstützen kannst, weißt du ja schon.

Ärger, Ängste, Zweifel: Raus aus dem Gedankenkarussell

Bis zu 50 000 Gedanken rasen uns tagtäglich durch den Kopf, und viele davon sind nicht gerade motivierend. Dazu noch die negativen Gefühle, die wir im Alltag mit uns herumschleppen – Zweifel, Unzufriedenheit, Ärger, Ängste, Sorgen, Druck und Stress. All das müssen wir loslassen können, um befreit in den wohlverdienten Schlaf zu sinken. Das erklärte Ziel lautet also, mehr Gelassenheit zu finden und mit uns selbst sowie unserem Umfeld verständnisvoller umzugehen. Die einfache Faustformel: Je ausgeglichener wir im Tagesverlauf sind, desto besser ist der Schlaf. Den ganzen Tag sind wir mehr oder weniger im Aktionsmodus unterwegs – wir funktionieren, auch wenn es noch so stressig ist. Sobald der Kopf ins Kissen sackt, beginnen wir zu reflektieren und geben uns den schlechten Gedanken hin. Bis jetzt jedenfalls.

Die Macht der Gedanken

Seit eine Bekannte erfahren hatte, dass ich Schlafexperte bin, rief sie mich immer wieder am frühen Nachmittag an und erzählte mir jedes Mal: »Heute Nacht kann ich bestimmt wieder mal nicht schlafen.« Irgendetwas oder irgendwer fand sich immer, der Schuld daran war: ein Kollege, über den sie sich aufregen musste, zu viel Stress im Job, zu viel Arbeit im Haushalt, die Kinder, die beschäftigt und versorgt werden wollten, der Ehemann, der in ihren Augen keine sonderlich große Hilfe war. »Super, eine Self-fulfilling Prophecy«, dachte ich so bei mir. »Klappt bestimmt jedes Mal!«

Zunächst war ich noch sehr einfühlsam und verständnisvoll. Ich versuchte, sie zu beruhigen und schlug ihr ein paar Dinge vor, die sie ausprobieren konnte, um besser ein- und durchzuschlafen. Doch irgendwann wurde mir klar, dass sie sich nach Aufmerksamkeit sehnte, nach einem Zuhörer. Das bedeutete aber auch: Keiner meiner bisherigen gut gemeinten Ratschläge würde hier weiterhelfen.

Daher wurde ich provokativer und zeigte ihr die Vorteile ihrer schlaflosen Nächte auf: »Das ist doch eigentlich wunderbar! Du beschwerst dich ja regelmäßig, dass du zu viel um die Ohren hast und gar nicht fertig wirst mit deiner Arbeit. Wenn du nicht einschlafen kannst, kannst du doch die zusätzliche Zeit super nutzen: putzen, Wäsche machen, bügeln. Oder Arbeit mit nach Hause nehmen.« Damit hatte sie nicht gerechnet – und fand meinen Rat im ersten Moment wenig hilfreich und kein bisschen lustig. Doch so allmählich erkannte sie, dass nicht die äußeren Umstände das eigentliche Problem waren, sondern sie selbst. Sie sah bei vielen Dingen nur die negativen Aspekte, fühlte sich oft zurückgesetzt, nicht wahrgenommen, nicht wertgeschätzt. Hier musste ein Perspektivwechsel stattfinden. Ihr wurde bewusst, dass Wertschätzung nicht von außen kommen kann. Im Anschluss konnten wir daran arbeiten, den Fokus zu verändern: Sie versuchte, ab sofort zu schauen, welche Möglichkeiten es noch gab, die positiven Seiten zu sehen und zu überlegen, was in ihrem Leben gut lief. Das war mehr, als sie je gedacht hätte!

Die entscheidende Frage ist: Wie kannst du deinen Geist so ausrichten, dass du den Schlaf für die Erholung und Verbesserung deiner Fähigkeiten nutzt? Es ist deine Entscheidung, den negativen Gedanken und Gefühlen Raum zu geben. Du kannst dich ebenso gut anders entscheiden und dich auf die positiven Dinge in deinem Leben konzentrieren. Es ist – wie so vieles im Leben – eine Frage der Einstellung.

Handlungsfähig bleiben

In deinen Gedanken konkurrieren viele Bereiche, die dein Leben beeinflussen, um Aufmerksamkeit: Glück, Liebe, Arbeit, Familie, Urlaub, Hobbys, Sport, Ängste, Natur, Sorgen, Ärger, Vergangenheit, Zukunft, Geld, Haus und vieles mehr. Die Aspekte, die in deinem Fokus sind, werden letztlich zu deinen Gedanken und in der Folge zu deinen Gefühlen. Anders ausgedrückt: Wenn du deinen Fokus auf etwas Schönes richtest, werden deine Gedanken und deine Gefühle positiv sein. Konzentrierst du dich auf das Negative, beschwörst du negative Gedanken und Gefühle herauf. Worauf du deine Aufmerksamkeit richtest, dorthin fließt deine Energie. Es geht darum, die Möglichkeiten zu sehen, die du hast, die Dinge in deinem Leben zu betrachten oder zu werten.

Meine Einsätze als Notarzt – egal ob im Rettungswagen oder im Rettungshubschrauber – waren zum Beispiel oft nervenaufreibend. Der mentale Druck war in diesen Situationen deutlich höher als im normalen Klinikalltag, und damit musste ich erst einmal umgehen lernen: die unklare Situation, wenn ein Alarm ausgelöst wurde, gepaart mit der Gewissheit, dass irgendwo gerade ein Menschenleben in höchster Gefahr war, oftmals sogar in akuter Lebensgefahr. Bei der rasanten Fahrt mit Blaulicht und Martinshorn oder auf dem Flug direkt zum Einsatzort blieb mir manchmal nur wenig Zeit, um richtig wach zu werden und mich auf alles nur Erdenkliche einzustellen. Das Adrenalin gab mir natürlich in diesen Extremsituationen einen ordentlichen Kick, aber manchmal kamen doch Selbstzweifel durch. Immer wenn ich merkte, dass ich mich in einer Negativspirale zu verheddern drohte, ging ich in Gedanken die zentralen Rettungsschritte durch und redete mir gut zu: »Du hast so oft herausfordernde Situationen gemeistert. Du schaffst das auch heute wieder. Du machst das schon so lange, du hast viel Erfahrung damit. Du weißt, was du tust.« Das gab mir wieder innere Ruhe und Gelassenheit sowie eine gewisse Distanz zum Geschehen. Ich konnte mich besser konzentrieren, um den Verletzten bestmöglich zu helfen.

Menschen, die im Alltag dankbar sind, sind deutlich glücklicher, wissen die positiven Dinge des Lebens viel mehr zu schätzen und können besser schlafen.[55] Klingt das nicht großartig? Und es kommt noch besser: Ob wir dankbar sind, bestimmen wir selbst. Das bedeutet: Wenn du bislang selten bewusst für etwas dankbar warst, kannst du lernen, jeden Tag etwas mehr Dankbarkeit zu fühlen. Diese Achtsamkeitsübung dauert nur wenige Minuten, versprochen!

Nimm dir jeden Abend vor dem Schlafengehen fünf Minuten Zeit und notiere dir drei Dinge, für die du an diesem Tag dankbar bist. Das können wunderbare Menschen sein, die dich unterstützen oder die dich inspirieren, mit denen du Spaß hattest oder mit denen du tolle gemeinsame Erlebnisse teilst; das können Dinge sein, die dir gut gelungen sind, mit denen du erfolgreich warst, derentwegen du stolz auf dich sein kannst, aber auch ganz Alltägliches wie ein Lächeln, das dir jemand unverhofft zuwirft, oder vermeintliche Kleinigkeiten wie eine schöne Blume am Wegesrand oder der erste Schmetterling, den du auf dem Spaziergang gesehen hast.

Fällt dir diese Übung leicht und du gewinnst daran Freude, kannst du das Ganze auch gerne weiterentwickeln und dir fünf Dinge, für die du an diesem Tag dankbar bist, aufschreiben – und später vielleicht sogar zehn. Eine weitere Variation: Sobald es dir gelingt, jeden Tag Dinge zu finden, für die du dankbar bist, kannst du einmal in der Woche aufschreiben, wofür du in deinem Leben insgesamt dankbar bist.

Das Schöne an dieser Übung ist, dass sie dein Gespür für die positiven Dinge im Leben verbessert. Mit der Zeit werden dir wesentlich mehr und viel leichter Aspekte auffallen, die gut sind. Anfangs fokussieren sich viele bei dieser Übung auf Dinge, die im Außen liegen, etwa bestimmte Lebensumstände. Aber du darfst auch gerne für dich, deinen Körper, deine Gesundheit, deine Fähigkeiten oder deine Persönlichkeit dankbar sein! Gerade in der heutigen Berufswelt und auch in den sozialen Netzwerken, wo es allzu oft um das Vergleichen mit anderen, um Wettstreit, um Erfolg und Selbstdisziplin geht, ist es wichtig, deinen persönlichen Wert zu erkennen und zu feiern. Du bist toll, du bist liebenswert, du bist wunderbar, so wie du bist! Indem du dankbar bist, kommst du dir selbst näher. Und guter Schlaf stellt sich viel leichter bei Menschen ein, die in sich ruhen und mit sich im Reinen sind.

Loslassen lernen und sich selbst befreien

Jeden Tag geht irgendetwas schief, wir machen Fehler, scheitern in einem Wettkampf, streiten uns mit irgendwem, machen uns Vorwürfe, ärgern uns über irgendetwas, fühlen uns gestresst oder unter Druck, haben Gewissensbisse oder Selbstzweifel. Das verhagelt uns schon tagsüber oft genug und in den meisten Fällen viel zu lange die gute Laune. Noch schlimmer wird das Ganze, wenn wir abends im Bett das Kopfkino loslaufen lassen – in Endlosschleife – und uns unser heutiges vermeintliches Versagen immer und immer wieder vor Augen führen. Dass das nicht gerade zum seligen Schlummer beiträgt, versteht sich von selbst, oder? Je öfter du dein Gehirn diese negativen Bilder wiederholen lässt, desto mehr wächst dein Ärger, deine Angst oder deine Besorgnis – und desto eher wirst du am Ende allein dich selbst für die Niederlage verantwortlich fühlen, auch wenn du vielleicht gar nichts dafür konntest.

Alexander Herrmann stoppt sein Gedankenkarussell zum Beispiel mit dem Satz »Morgen ist Weihnachten!«, und versetzt sich damit in eine positive Kindheitserinnerung zurück. Dietmar Spiegel, der leidenschaftlich gerne Triathlons absolviert, lenkt seine Überlegungen hin zu seinem Lieblingsthema und visualisiert ganze Trainingsstrecken, bis er einschläft, wenn stures Ignorieren der negativen Gedanken keine Wirkung zeigt. Manchmal haben Schlafunterbrechungen aber auch ein positives Ergebnis: Konstantin Guericke halten seine kreativen Ideen nachts manchmal wach und Peter Maffay überkommen im Schlaf Einfälle für neue Melodien und Songs.

Ab auf die Gedankendeponie!

Manchmal liegen wir abends wach und können nicht einschlafen, weil wir uns über etwas oder jemanden ärgern, ängstlich sind oder Selbstzweifel haben. Wenn wir müde sind, neigen wir dazu, viel mehr zu grübeln und Dinge negativer zu bewerten, als sie tatsächlich sind. Wenn wir ausgeruht sind, können wir mit Problemen viel besser und positiver umgehen.

In diesen Fällen bringt es nichts, dich von einer Seite zur anderen zu wälzen. Du musst etwas Konkretes tun, das diese negative Situation beendet. Such dir deshalb einen Ort außerhalb des Schlafzimmers, an dem du deine negativen Gedanken und Gefühle über Nacht ablegen kannst.

Ich habe dafür einen speziellen »Schlafhygienestuhl«, auf den ich meine Klamotten lege. Und mit jedem Kleidungsstück lege ich ein paar meiner nervigen Gedanken symbolisch mit ab, sodass ich mich buchstäblich erleichtere. Ich lasse dort meine Zukunftssorgen und Ängste, aber auch die Ärgernisse des Tages zurück und schlüpfe in meinen heiß geliebten Schlafanzug. Dort können die Probleme und Herausforderungen getrost bis zum Morgen bleiben – und oft genug sind einige davon am nächsten Tag, wenn ich ausgeschlafen und erholt aufstehe, wie von Zauberhand verschwunden oder scheinen zumindest nicht mehr ganz so unüberwindbar. Deine Gedankendeponie kann auch ein Tischchen oder eine Schublade sein. Oder ein Wäschekorb. Was immer dir passend erscheint.

Der Nächste, bitte!

Leg dich ins Bett, schließ die Augen, entspann dich, lass alle Muskeln locker. Atme zweimal tief ein und aus. Stell dir dann folgende Frage: »Woher kommt mein nächster Gedanke? Woher kommt mein nächster Gedanke? Woher kommt mein nächster Gedanke?« Wiederhole sie immer weiter.

Interessanterweise kommt oft gar kein Gedanke mehr, wenn man sich diese Frage mehrfach stellt. Denn allein die Frage führt zu einer Musterunterbrechung im Gedankenstrom, was bei den meisten Menschen zu einer angenehmen Leere führt. Du kannst diese Übung verstärken, indem du das Tempo steigerst, also die Frage in Gedanken erst langsam und dann immer schneller formulierst.

Liebes Nachtbuch …

Wenn du gar nicht in den Schlaf findest oder mitten in der Nacht aufwachst und nicht mehr einschlafen kannst: Dann steh auf und geh in einen anderen Raum. Es bringt nichts, sich über die Situation zu ärgern, das macht es nicht besser. Es ist gar nicht so ungewöhnlich, nachts wach zu werden. Also, nutz die Zeit lieber für etwas Produktives: Notier das, was dich gerade bewegt und am Einschlafen hindert, in ein Tagebuch – oder besser: Nachtbuch.

Schreib dir alles von der Seele. Skizziere Szenen, in denen du deiner Meinung nach anders hättest reagieren müssen – und überprüfe auch gleich, ob das so stimmt. Vielleicht kommen dir dann weitere Ideen, wie du den Konflikt oder das Problem lösen oder deine Zweifel zerstreuen kannst, mit wem du reden solltest, wer dich unterstützen könnte. Sobald du schreibst, eroberst du die Kontrolle zurück, bedrohliche Dinge treten in den Hintergrund und deine Gefühlswelt ordnet sich.

Für den Moment hast du getan, was du konntest. Du hast deine quälenden Gedanken niedergeschrieben und somit losgelassen. Alles Weitere folgt am nächsten Tag. Denk zum Abschluss noch an ein paar positive Dinge in deinem Leben: was du gut kannst, was du schon erreicht hast, was du gerne machst, wen du liebst, wofür du dankbar bist. Notier dir gerne dazu auch ein paar Zeilen, wenn du magst. Und dann mach einen symbolischen Haken dahinter, indem du das Nachtbuch zuklappst und an seinen Platz zurücklegst. Der angenehme Nebeneffekt dieser Übung: Das Schreiben macht meistens unheimlich müde.

»Wenn dir etwas den Schlaf raubt, geh vom Problem weg, an einen Ort, an dem es dir gut geht.«

Croupier Dietmar Spiegel

Bevor er Croupier wurde, war Dietmar Spiegel in der Gastronomie tätig. Der Vater seiner damaligen Freundin arbeitete in einer Spielbank – daher kam Dietmar der Gedanke, dort vielleicht als Page reinzukommen. Dann wäre er für den Getränkeservice und den Spielablauf zuständig. Damals, Anfang der Neunzigerjahre, wurde dort auch eine Ausbildung zum Croupier angeboten. »Allerdings war es schwierig, da ich Österreicher bin, eine Aufenthalts- und Arbeitsgenehmigung zu bekommen«, erinnert er sich. »Ich musste schauen, unter den Top Ten zu sein. Das habe ich geschafft!«

Motiviert haben ihn die besseren Arbeits- und Urlaubszeiten – und er hat seine Entscheidung bis heute nicht bereut. »Zugegeben, es ist teilweise schon sehr eintönig, aber du hast jeden Tag andere Gäste, jeden Tag andere Mentalitäten. Und die Herausforderung, kurzfristig Stresssituationen ausgesetzt zu sein.« Stressig werden kann es vor allem bei Auseinandersetzungen mit den Gästen: »Es hat auch schon Morddrohungen gegeben, weil man einem Gast den Einsatz zurückgegeben hat, weil es zu spät war, er aber in dem Fall gewonnen hätte. Wenn es dann um ein paar Tausend Euro geht ...« In solchen Situationen heißt es in erster Linie: Ruhe bewahren. »Früher gab es in der Spielbank keine Kameras, da musste alles verbal gelöst werden«, erzählt er. »Heute haben wir an jedem Tisch eine. So können unklare Spielsituationen sofort geklärt werden; man sieht, wer was wann und wie gesetzt hat. Zack, keine Diskussion.«

Als Croupier arbeitet Dietmar vier Tage und hat dann zwei Tage frei. Arbeitsbeginn ist gegen 18 Uhr, unter der Woche ist um 2 Uhr Schluss, am Wochenende um 3 Uhr. Wie die Mitarbeiter mit Wechselschichten oder Nachtarbeit am besten umgehen, bleibt weitgehend ihnen überlassen. »Wir haben einen Gesundheitsbeauftragten, an den können wir uns bei gesundheitlichen Fragen wenden, wie zum Beispiel über das lange Stehen, wenn es um den Rücken geht. Aber um Schlaf ging es da bisher nicht.« Gegen Müdigkeitsanfälle bei der Arbeit helfen ihm Dehnübungen, die er dezent ausführen kann. Das Aufstehen nach längerem Sitzen kurbelt den Kreislauf zumindest wieder ein bisschen an. Auf einer Terrasse kann er Frischluft schnappen. Auch das vertreibt die Müdigkeit ein wenig. Als besonderen Push empfindet Dietmar einen Apfel und Wasser. Kaffee trinkt er hingegen nur morgens und zu Dienstbeginn. Das ist sein Energieritual. »Dann weiß mein Körper: Ready to go!«

Um spätnachts gut in den Schlaf zu kommen, schaltet Dietmar einfach den Fernseher an und macht es sich auf der Couch bequem. »Das dauert dann zehn Minuten und der Schlitz der Augen wird immer kleiner. Es kann auch sein, dass ich kurz einnicke. Dann aber ab ins Bett und sofort schlafen!« Im Gegensatz zu vielen Leuten scheint Dietmar absolut kein Problem mit dem Raumwechsel zu haben. »Ich bin dann so müde, ich schlafe ganz schnell wieder ein«, sagt er. Aber es gibt auch Ausnahmen: »Wenn es in der Arbeit ein Problem gab, irgendeinen Streit, sehe ich ein wenig fern, um abzuschalten. Doch sobald ich im Schlafzimmer bin und mich hingelegt habe, kreisen die Gedanken wieder und der Tag lässt mich nicht los.« In solchen Momenten probiert Dietmar es zunächst mit sturem Ignorieren, bis er doch einschläft, oder er versucht, sich abzulenken. »Da ich sportbegeistert bin, überlege ich: Was mache ich als Nächstes für ein Training? Wo laufe ich und wie viel Zeit brauche ich dafür?« Er stellt sich sogar die Strecke, die er laufen möchte, vor seinem geistigen Auge vor. Sobald er den Fokus in eine andere Richtung gelenkt hat, auf schöne Aktivitäten am nächsten Tag, auf die er sich schon freut, verblassen die Sorgen aus der Vergangenheit.

Dietmars Schlafbilanz sieht nicht gerade rosig aus: »Während der Arbeitstage komme ich auf fünf Stunden. Maximal. Weil morgens die Action in der Familie losgeht. Die Kinder müssen in die Schule, der Hund will raus und ich ins Training.« An den Tagen, an denen Dietmar ins Schwimmbad geht, reduziert sich der Nachtschlaf auf zwei oder drei Stunden. Nach dem Training, dem Hundespaziergang und dem Frühstück legt er sich aber dann doch noch einmal ein oder zwei Stunden aufs Ohr. »Und zu 90 Prozent ist auch ein Mittagsschlaf drin«, verrät er. Ungefähr eine halbe Stunde, manchmal aber auch anderthalb Stunden, wenn genug Zeit ist. An seinen freien Tagen geht er früher ins Bett, so gegen 22:30 Uhr, wacht dann aber auch um kurz nach 5 Uhr auf.

In seiner Freizeit hält sich Dietmar mit Triathlon fit. »Mein Ziel wären schon noch die Weltmeisterschaften auf Hawaii. Der Iron Man!«, erzählt er begeistert. Durch die Coronapandemie hat er gemerkt, welche Auswirkungen es hat, mehr zu schlafen: Er konnte wesentlich bessere sportliche Leistungen erbringen. »Ich bin dann auch auf sechs bis sieben Stunden gekommen. Eine Leistungsexplosion habe ich dann beim Radfahren erlebt. Gigantisch, das waren im Schnitt zwei bis drei Stundenkilometer schneller!« Trotzdem sieht er es bei seinem Job als unmöglich an, seinen Tagesablauf zu verändern, um dieses Potenzial besser zu nutzen. »In normalen Zeiten den Schlaf am Stück zu kriegen, ist sehr, sehr schwer. Ich komme am Tag mittlerweile auf sechs bis sieben Stunden, aber halt in Etappen: Drei Stunden in der Nacht, anderthalb Stunden nach dem Training und dann noch mal Mittagsschlaf. Aber der konstante Schlaf, der wirklich förderlich wäre, ist schwer zu erreichen.«

Sport ist sein Ausgleich für den Stress in der Arbeit. Und er genießt das Training richtig, selbst wenn er wenig geschlafen hat: »In der Früh das Aufstehen, eine Tasse Kaffee, Schwimmsachen gepackt und um 6:30 Uhr im Wasser. Die erste Bahn ist hart, die zweite Bahn geht und ab dann – purer Genuss!« Die Vorfreude auf sein Schwimmtraining oder die Laufeinheit ist so groß, dass er total beschwingt aus dem Bett kommt. Er braucht in den seltensten Fällen einen Wecker, ganz egal, wann er schlafen gegangen ist.

Natürlich gibt es auch bei Dietmar Tage, an denen er keine Lust hat aufzustehen und ihm die Motivation fehlt. In solchen Situationen denkt er an positive Erlebnisse, zum Beispiel wie gut es sich angefühlt hat, beim Roth-Triathlon ins Ziel zu kommen. »Ich habe auch ein Bild auf meinem Handy, von einem Trainingslager auf Mallorca vor einigen Jahren. Wenn ich das anschaue, dann weiß ich genau, wann ich das gemacht habe. In der Früh, 6:15 Uhr, Laufeinheit. Zack! Ich bin mental schon auf der Strecke … Wenn dir etwas den Schlaf raubt, geh vom Problem weg, an einen Ort, an dem es dir gut geht.« In solche Erinnerungen taucht Dietmar komplett ein und zieht daraus neue Lebensenergie und Lebenslust.

4

Poleposition: Tag für Tag durchstarten

Der Tag lenkt die Nacht! Das bedeutet: Wie du deinen Tag verbringst, so wird auch dein Schlaf. Hast du einen gehetzten Alltag, Ärger mit deinem Partner, Vorgesetzten oder Kollegen, wirkt sich das negativ auf deine Stimmung aus, die du dann – ob bewusst oder unbewusst – mit ins Bett nimmst. Wenn du nur wenig oder gar keine Zeit bei Tageslicht draußen verbringst, dich zu wenig bewegst, nicht auf eine gesunde, ausgewogene Ernährung achtest, dich zu viel mit deinem Smartphone beschäftigst – all das verschlechtert deine Schlafqualität. Du startest also nicht von der Poleposition, hast weniger Energie für den Tag, und das Spiel beginnt wieder von vorne.

Anders herum: Gelingt dir ein guter Start in den Tag, verbringst du ausreichend Zeit im Freien in der Sonne, bewegst du dich genug, achtest du auf deine Mediennutzung und deren Auswirkungen auf deine Stimmung, blühst du in deiner Arbeit auf, verfolgst du deinen Lebenssinn und gönnst dir Entspannungs- und Ruhephasen, dann schläfst du besser, weil du die nötige Bettschwere im Körper und die nötige Leichtigkeit im Geist hast.

High-Energy-Morning: Mit voller Kraft in den Tag

Es ist wichtig, dass du dir genug Zeit gibst, um in den Tag zu starten. Ideal wären nach dem Aufstehen 60 bis 90 Minuten, um dich auf den Tag einzustimmen, damit dein Körper Stück für Stück aufwachen und seine Leistungsfähigkeit entfalten kann. Wenn du allein lebst, brauchst du dich nur mit dir selbst zu arrangieren: Entwickle dein ganz persönliches Morgenritual. Gemeinsam mit einer Familie sieht der Start etwas turbulenter, mitunter jeden Tag sogar etwas anders aus, je nachdem, wer gerade welche Bedürfnisse hat oder was es zu tun gibt. Ich bin selbst Vater und weiß, wie herausfordernd das Familienleben manchmal sein kann. In diesem Fall kannst du früher aufstehen als alle anderen im Haus und diese wertvollen Minuten ganz dir selbst widmen. Das kann eine Stunde sein, aber auch 10 bis 15 Minuten reichen: für eine kurze Atemübung, eine positive Affirmation, für eine (kalte) Dusche, ganz in Ruhe.

Es ist wie im Flieger bei den Sicherheitsanweisungen: Wenn die Sauerstoffmasken von der Decke fallen, sollst du was tun? Genau, du ziehst als Erstes dir die Maske über. Damit ist sichergestellt, dass du gut versorgt bist – und dann kannst du dich auch um andere kümmern. Die ersten Minuten des Tages gehören dir allein; das ist nicht egoistisch, sondern richtig und wichtig. Denn es tut erstens dir gut und zweitens allen anderen, weil du dadurch resilienter wirst. Das gibt dir die Gelassenheit, den Trubel um dich herum besser zu managen und in deiner Kraft zu bleiben.

Wenn dieser frühe, ungestörte Start in den Morgen für dich nicht funktioniert, kannst du erst alle anderen gut auf den Weg bringen und nimmst dir danach Zeit für dich. Dann auch gerne etwas länger, für eine Yoga- oder Sporteinheit, einen morgendlichen Spaziergang oder Ähnliches. Scanne trotzdem nach dem Aufstehen kurz, wie es dir im Moment geht, ob du dich ausgeruht fühlst oder doch leicht genervt bist. Allein die Tatsache, dass es dir bewusst ist, hilft dir im Umgang mit dir selbst und mit anderen.

Aufgewacht, die Sonne lacht

Im Idealfall durchläufst du nachts alle Schlafphasen und -zyklen und wachst morgens ganz von allein zur gewünschten Zeit auf. Ohne Wecker. Doch ich kann verstehen, dass du zur Sicherheit einen Wecker stellen willst. Aus schlafmedizinischer Sicht ist das jedoch nicht optimal, da damit der Schlaf unterbrochen wird, also die Regenerations- und Reparaturprogramme nicht abgeschlossen werden. Wenn dein Wecker dich aus dem Schlaf reißen muss und du ohne diesen Helfer jeden Tag verschlafen würdest, ist das ein Zeichen dafür, dass die Schlafphasen noch nicht abgeschlossen sind. In diesem Fall solltest du überlegen, ob du etwas früher ins Bett gehen kannst, um auf dein Schlafpensum zu kommen.

Ein schriller Alarmton, bei dem du vom Schlaf direkt zu Schnappatmung und Herzrasen übergehst, ist nicht zu empfehlen. Diese Stressreaktion stellt eine unnötige Belastung für deinen Körper dar. Verzichte auf solche rabiaten Methoden und such lieber einen Wecker mit für dich angenehmen Melodien oder Klängen. Lass dir morgens am besten ein Licht aufgehen! Tageslichtwecker sind super, sie wecken dich sanft und schonend, indem sie einen Sonnenaufgang in deinem stockdunklen Schlafzimmer imitieren. Es gibt auch welche mit Naturgeräuschen, Vogelgezwitscher et cetera. Du kannst dir theoretisch auch einen eigenen Tageslichtwecker basteln, indem deine Smarthome-Leuchten im Schlafzimmer ab einer bestimmten Uhrzeit immer heller werden.

Snoozer sind Loser

Dein gefährlichster Gegner ist ein Wecker mit Snooze-Funkion, also einer Schlummertaste. Viele Menschen lieben diese Taste und drücken sie mehrfach, um noch ein bisschen liegen bleiben zu können, in der Hoffnung, noch etwas mehr Schlaf zu bekommen und beim nächsten Klingeln ausgeschlafener zu sein. Leider ist das ein Trugschluss. Sie werden gar nicht richtig wach und quälen sich dann durch den Tag.

Hast du das vielleicht auch schon mal erlebt und dich gefragt, woran das liegt? Um das zu veranschaulichen, möchte ich dir von einer Hypnosetechnik namens Fraktionieren erzählen: Dabei wird der Klient kurz in Hypnose versetzt und dann wieder herausgeholt, um ihn sofort erneut in Hypnose zu versetzen. Das Ganze wird ein paarmal wiederholt und führt dazu, dass der Hypnosezustand besonders tief und intensiv wird. Ein ähnlicher Effekt tritt ein, wenn du durch den Wecker kurz wach wirst, die Snooze-Taste drückst und dann wieder – möglicherweise sogar noch tiefer – einschläfst. Du programmierst dich selbst auf tieferen Schlaf und bist nach dem Aufstehen total gerädert.

Auf die Plätze, fertig ... langsam

Du musst nicht sofort aus dem Bett springen, wenn du wach wirst. Je nachdem, wie viel Zeit dir morgens zur Verfügung steht, kannst du dir eine kleine Morgenroutine zusammenstellen. Ebenso wie beim Abendritual kannst du verschiedene Versionen haben, länger oder kürzer. Auch ich habe eine Minimalversion für mich entwickelt. Dazu gehört, zwei große Gläser Wasser nach dem Aufstehen zu trinken, eine Atemübung zu machen und kalt zu duschen. Jeden Morgen das volle Programm wäre natürlich ideal, weil dich die Kombination in eine fantastische Stimmung für den Tag bringt – egal, ob ein Familienausflug oder der berufliche Alltag auf dich wartet –, aber das Leben hat manchmal andere Pläne.

Positiv denken. Bleib nach dem Aufwachen noch ein paar Minuten liegen, genieß das warme Bett und nimm dir Zeit für ein paar erfreuliche Gedanken – Dinge, die dir guttun, etwas Schönes, das du heute erleben wirst, ein neues Projekt, auf das du schon neugierig bist, eine Begegnung, auf die du dich besonders freust, irgendetwas Lustiges, das dir ein Lächeln ins Gesicht zaubert, oder eine positive Affirmation.

Langsam aktivieren. Reck dich, streck dich, breite die Arme aus, um die Welt zu umarmen, oder streck sie nach oben und gähne genüsslich! Damit zeigst du deinem Körper und Geist, dass es jetzt Zeit ist, wieder aktiv zu werden.

Bewusst atmen. Es gibt eine Atemtechnik aus dem Yoga, die den Körper durch zügiges, tiefes Ein- und Ausatmen maximal mit Sauerstoff flutet. Einem breiten Publikum ist sie durch den Niederländer Wim Hof bekannt geworden. Ich selbst nutze diese aktivierende Atemtechnik seit Langem. Zügiges Ein- und Ausatmen durch den Mund wirkt dabei aktivierender als durch die Nase. So geht's: Atme 30-mal tief ein und dann wieder aus. Dann atme aus und halte den Atem danach so lange wie möglich an. Atme wieder tief ein und halte den Atem wieder so lange wie möglich an. Das Ganze wiederholst du dreimal.

Schwung holen. Steh nun auf, mach ein paar Liegestütze, Kniebeugen oder Übungen für den Rücken und aktiviere so deine gesamte Muskulatur. Oder schalte Musik ein, schwing die Hüften und tanze à la Ringelnatz »knallvergnügt« durch den Raum. Das bringt bestimmt Morgenwonne und auf jeden Fall deinen Kreislauf in Schwung! Fünf Minuten – mehr ist gar nicht nötig. Lass frische Luft ins Schlafzimmer, bevor du dich für den Tag frisch machst.

Hallo, wach?

Der menschliche Körper besteht ja zu 70 Prozent aus Wasser. Durch das nächtliche Schwitzen, Spülvorgänge in Gehirn und Körper und das Auffüllen der Knorpelgewebe wie etwa der Bandscheiben entsteht über Nacht ein ordentlicher Flüssigkeitsbedarf. Wasser hilft aber nicht nur innerlich, auch die äußerliche Anwendung macht dich fit – wenn du dich traust!

Wasserspeicher füllen. Trink nach dem Aufstehen etwa einen halben Liter Wasser. Es kann auch Ingwer- oder Gurkenwasser, ungesüßter Tee oder eine heiße Zitrone sein, wenn du lieber etwas mit Geschmack oder etwas Warmes magst. Direkt aus dem Wasserhahn zapfen geht aber am schnellsten. Damit füllst du nicht nur deinen Wasserspeicher, du aktivierst auch deinen Kreislauf sowie deine

Darm- und Nierenfunktion, sodass die über Nacht abgebauten Giftstoffe aus deinem Körper gespült werden können. Du musst das Wasser nicht auf ex runterkippen, trink ruhig ein Glas nach dem Aufstehen und das andere zum Beispiel nach dem Duschen oder noch später.

Wechselwarm duschen. Beginne die morgendliche Dusche warm für rund 30 Sekunden. Dann folgen mindestens zehn Sekunden mit kaltem Wasser – richtig kaltem Wasser. Das kannst du über die Zeit auf 30 Sekunden steigern. Anschließend wieder 30 Sekunden warm und dann erneut ganz kalt. Diesmal auch gerne ein bis zwei Minuten lang. Danach bist du bestimmt wach!

Meditation. Viele Leute verbinden Meditation mit Entspannung, dabei kann sie auch aktivierend sein. Morgendliche Meditation stärkt das Selbstbewusstsein, die Wahrnehmung und die Konzentration, und sie bringt Ruhe und Gelassenheit für den Alltag. Nimm dir etwas Zeit für deine innere Ruhe. Ein paar Übungen zur Auswahl findest du weiter hinten in diesem Kapitel.

Ordnungsliebe. Dir ist bestimmt aufgefallen, dass bisher überhaupt nicht vom Bettenmachen die Rede war. Vielen Kindern wird ja eingebläut – im Sinne der Ordnung –, dass man morgens unbedingt gleich das Bett machen soll. Aber das ist nicht empfehlenswert. Wir schwitzen nachts oder verlieren zumindest Flüssigkeit, die von Bettlaken, Matratze oder Decke aufgesogen wird. Legen wir dann nach einem kurzen Lüften die Bettdecke straff gezogen aufs Bett, breiten womöglich noch eine Tagesdecke darüber, damit alles schick und aufgeräumt aussieht, kann die restliche Feuchtigkeit in den Bettmaterialien ein angenehmes Milieu für zukünftige Bettbewohner schaffen, etwa Milben, Bakterien oder Pilze. Mach es ihnen lieber so ungemütlich wie möglich! Du solltest auf jeden Fall irgendwann nach dem Aufstehen großzügig lüften und die Decken und Kissen aufschütteln. Gib dem Ganzen danach Zeit zum Trocknen. Dein Bett kannst du gern erst mittags machen oder wenn du von der Arbeit kommst, sodass du dich abends wieder ordentlich einkuscheln kannst.

Smartphone am Morgen …

Viel zu viele Menschen verplempern einen Großteil ihrer kreativen morgendlichen Phase, indem sie am Smartphone hängen: direkt nach dem Aufstehen E-Mails checken, ihre Social-Media-Accounts nach neuen Likes durchforsten, Nachrichten lesen et cetera. Da verfliegt die Zeit nur so, und du hast im Grunde nichts daraus gemacht. Ich sage ja nicht, dass Ablenkung generell schlecht ist, aber morgens ist sie es, weil du in dieser Zeit besonders fit, aufnahmefähig und kreativ bist.

Befrei dich von der Diktatur deines Smartphones! Spar dir das Daddeln und Nachrichten-Beantworten lieber auf, das kannst du nach der ersten kreativen Phase immer noch machen und hast höchstwahrscheinlich in der Zwischenzeit wenig Weltbewegendes verpasst. Deinen Träumen und Zielen widmest du so den besten Teil deines Tages – wenn das mal kein Erfolg ist!

Raus aus der Bude

Trotz all der tollen Lichtstimmung und Einstimmung auf den Tag zu Hause: Draußen echtes Sonnenlicht zu tanken, ist unschlagbar für deinen Körper und deine Laune! Das ist außerdem gut für deine innere Uhr. Die reagiert übrigens neben Lichtsignalen auch auf die Nahrungsaufnahme. Tageslicht ist unverzichtbar für die Produktion einiger wichtiger Stoffe. Dazu gehört das Serotonin, das uns ausgeglichener und zufriedener macht und für die Melatoninbildung am Abend eine wichtige Rolle spielt. Nutz also das Tageslicht, um deinen Serotoninspiegel anzuheben – selbst bei bedecktem Himmel reicht die UV-Strahlung dafür aus. Der zweite wichtige Stoff, dessen Produktion durch Sonnenlicht getriggert wird, ist Vitamin D.

Kontakt zu Mutter Erde

Für viele Menschen fühlt es sich gut und entspannend an, barfuß über eine feuchte Wiese, den eigenen Rasen oder am Strand zu laufen. Da wir aber in unserer heutigen Welt mehr oder weniger den ganzen Tag in Schuhen mit Gummisohlen und auf Betonböden unterwegs sind, fehlt uns dieser direkte Kontakt mit der Erdoberfläche. Unsere Vorfahren waren dagegen mehr oder weniger den ganzen Tag in Kontakt mit Mutter Erde, sind barfuß gelaufen, haben auf dem Boden geschlafen, maximal auf Fellen. Mittlerweile gibt es eine Reihe von Hinweisen aus wissenschaftlichen Arbeiten, dass der Kontakt zur Erde durch Barfußlaufen, aber auch durch Erdungssysteme positive Effekte für unsere Gesundheit hat.[56]

Die Erdung führt demnach insgesamt zur Beruhigung des Nervensystems und zum schnelleren Abbau von Stress, verbessert das Ein- und Durchschlafen und hebt so die emotionale Stimmung. Sie sorgt für eine Normalisierung des Cortisolspiegels im Tagesverlauf, Entzündungsreaktionen werden reduziert, der Blutzuckerstoffwechsel optimiert. Am Tag macht sich das durch ein höheres Energielevel und mehr Leistungsbereitschaft bemerkbar. Die Erdung führt unter anderem dazu, dass sich die Fließeigenschaften des Blutes verbessern, die Reparatur nach Mikroverletzungen in der Muskulatur sich beschleunigt und die Regeneration nach hoher körperlicher Beanspruchung verkürzt und verbessert wird. Muskelkater fällt ebenso deutlich geringer aus. Diese positiven Effekte der Erdung kannst du durch die Verwendung von Erdungsmatten als Matratzenauflage auch im Schlaf nutzen.

Powernap: Die vergessene Tugend des Mittagsschlafs

Allmählich setzt sich die Erkenntnis durch, dass ein Mittagsschlaf förderlich sein und Konzentration und Produktivität am Nachmittag positiv beeinflussen kann. Es gibt einige Länder, in denen der Mittagsschlaf gesellschaftlich anerkannt und fest etabliert ist. In den südlichen Ländern Europas macht man Siesta – und alle halten sich ganz selbstverständlich daran. Die Geschäfte sind ab Mittag geschlossen und öffnen erst am späten Nachmittag wieder. Dass alle Leute dann schlafen, halte ich aber für unwahrscheinlich, es ist im Grunde wie eine lange Mittagspause, in der die Menschen ausreichend Zeit haben zu essen und Gespräche zu führen und vor allem der brütenden Hitze zu entfliehen. Aber der eine oder andere wird sicher auch mal ein Nickerchen in der Zeit machen. In Japan, einer der größten Industrienationen, gehört Powernapping zum Alltag. Es ist völlig normal, wenn die Leute zum Beispiel in aller Öffentlichkeit in der U-Bahn schlafen.[57]

Neue Kraft tanken

Vor allem nach einem ausgedehnten Mittagessen stellt sich oft eine angenehme Müdigkeit ein – manche nennen es auch Suppen- oder Schnitzelkoma – und unser Körper verlangt nach einer Pause. Das liegt vermutlich daran, dass durch die aufgenommene Nahrung und Dehnung des Magens der Parasympathikus aktiviert wird, also der Teil unseres vegetativen Nervensystems, der die Verdauung fördert und für Ruhe und Entspannung sorgt. Eine Rolle bei der Mittagsmüdigkeit scheint auch das Orexin zu spielen, ein Hormon, das uns wach hält, wenn wir hungrig sind, und abfällt und müde macht, wenn wir satt sind. Insbesondere einfache Kohlenhydrate hemmen die Bildung dieses »Wachmacherhormons«, Aminosäuren, Bausteine der Eiweiße, scheinen einen eher gegenteiligen Effekt zu haben.[58] Bei mir selbst kann ich das auch feststellen: Wenn ich mittags mehr Gemüse und proteinreiche Kost zu mir nehme, fühle ich mich fitter, als wenn ich mich kohlenhydratreich ernähre.

Mit einem Mittagsschlaf könnten wir zwei Fliegen mit einer Klappe schlagen: Unser Darm hätte Zeit für die Verdauung, Körper und Gehirn könnten sich erholen. Eine Studie zeigte beispielsweise, dass selbst ein kurzer Mittagsschlaf die Leistungs-, Konzentrations- und Reaktionsfähigkeit am Nachmittag bis in den Abend hinein deutlich verbessern kann.[59]

Tommy Haas hielt schon in jungen Jahren Mittagsschlaf, um sich von den Trainingseinheiten zu erholen. Friederike Feil hat sich ebenfalls einen gepflegten Mittagsschlaf angewöhnt, um wieder Kraft zu tanken. Aufgrund seiner Arbeitszeiten nutzt Dietmar Spiegel eine längere Siesta, ebenso wie Wolfgang Leikermoser.

Das richtige Timing

Idealerweise sollte deine Siesta sechs bis sieben Stunden nach dem Aufstehen stattfinden, weil dann bei den meisten Menschen ein Leistungstief eintritt und du vermutlich auch schon etwas zu Mittag gegessen hast. Bis spätestens 15 Uhr sollte sie beendet sein, damit sich für die Nacht wieder ein ausreichender Schlafdruck aufbauen kann. Sonst kann es passieren, dass du am Abend erst relativ spät einschläfst und dann am nächsten Tag müde bist, was sich über einen längeren Zeitraum zu einem Schlafmangel-Teufelskreis auswachsen kann.

Ausnahmen bestätigen bekanntlich die Regel: Für einige Berufsgruppen gilt das nicht, etwa wer am späten Abend noch Höchstleistung bringen will oder muss wie Personal in der Nachtschicht, Piloten vor einem Abendflug, Fernseh- oder Radiomoderatoren, die in Spätsendungen auftreten, Musiker und Theaterschauspieler oder andere Entertainer, Profisportler mit Wettkämpfen am Abend.

In diesen Fällen orientiert sich die komplette Tagesplanung an den Abendterminen oder Nachtschichten. Ein »Mittagsschlaf« kann dann auch um 16 Uhr oder 17 Uhr stattfinden.

Geheimwaffe Powernap. Der ideale kurze Mittagsschlaf – neudeutsch und etwas zeitloser Powernap genannt – sollte 10 bis maximal 25 Minuten dauern. Sonst besteht die Gefahr, dass du zu tief einschläfst und in der Tiefschlaf- oder Traumschlafphase geweckt wirst. Dann braucht dein Körper deutlich länger, um wieder aktiv zu werden, und du fühlst dich noch lange müde und schwerfällig. Besonders effektiv wird dein Powernap, indem du einen Kaffee, Espresso oder Cappuccino trinkst und dich danach sofort für 20 Minuten hinlegst. Der Trick: Das Koffein benötigt etwa diese Zeitspanne, um seine volle Wirkung zu entfalten – ein Extra-Energiekick direkt nach dem Aufstehen!

Viva la Siesta! Hast du etwas mehr Zeit, verlängere deinen Powernap zu einer richtigen Siesta auf volle 90 Minuten. So gönnst du dir einen kompletten Schlafzyklus. Alles, was zwischen 45 und 60 Minuten liegt, ist aus schlafmedizinischer Sicht suboptimal, weil du womöglich in deiner Tiefschlafphase geweckt würdest. Das macht dich länger groggy, als dir lieb ist. Nichtsdestotrotz kannst du nach einer 90-minütigen Siesta nicht sofort durchstarten. Das solltest du entsprechend einplanen.

Kurze Verschnaufpause. Mach's dir zwischendurch ruhig mal bequem, deine Wirbelsäule dankt es ihr. Eine kurze Entlastung des Körpers – dafür reichen zehn Minuten. Ein bisschen erholen kannst du dich auch, indem du die Augen schließt, dich lang machst und dabei vielleicht ein bisschen döst. Du schaffst so etwas Distanz zur Arbeit, zum Bildschirm, zur Familie, zu aktuellen Problemen und Fragestellungen. Du kannst kurz abschalten und dich auf diese Weise erfrischen. Wenn du das am Arbeitsplatz machen willst, häng vorsichtshalber ein Schild an die Tür oder sag deinen Kollegen Bescheid, damit es nicht zu Missverständnissen und unnötiger Aufregung kommt. Ich habe mich vor Jahren mal in der Klinik hinter meinem Schreibtisch auf einer Yogamatte ausgestreckt, einfach um mich kurz auszuruhen. Als ein Mitarbeiter hereinkam, ist er fast zu Tode erschrocken! Er dachte im ersten Moment, ich sei umgekippt und müsste womöglich reanimiert werden. Da war es mit der Ruhe natürlich erst mal vorbei – für alle Beteiligten.

Mentale Impulse: Wellness für die Seele

Immer mehr Menschen sind von Ängsten, Sorgen, Ärger, Zweifel, Druck, Stress und den daraus resultierenden negativen Gedankenspiralen geplagt, die sie dann oft auch um den Schlaf bringen. Sie liegen nächtelang wach, spekulieren, grübeln und malen sich die übelsten Worst-Case-Szenarien aus. Wenn es dir auch manchmal so geht, habe ich eine gute Nachricht für dich: Vieles davon ist antrainiertes Verhalten, und darauf kannst du aktiv Einfluss nehmen. Denn Ärger, Sorgen, Ängste und vor allem Druck und Stress sind immer deine innere Antwort auf etwas, das von außen auf dich einwirkt.

Schlechte Performance am Tag, schlechte Gedanken am Abend, schlechter Schlaf in der Nacht, schlechte Performance am nächsten Tag – dieser Negativspirale gilt es zu entkommen. Das verbessert nicht nur deinen Schlaf, sondern auch deine Leistungsfähigkeit am Tag. Je besser du mit deinen Stressantreibern umzugehen lernst, desto leichter wirst du in den Schlaf sinken können. Und nach einer erholsamen Nacht wirst du umso leichter bei deinen Aufgaben in den Flow kommen, in jenen Zustand, in dem dir alles ganz leicht von der Hand geht.

Bitte lächeln – sooft es geht!

Zugegeben, dieser Kniff hört sich total banal an, aber glaub mir – das funktioniert wirklich: Wann immer du dich in deinen negativen Gedanken verheddert hast oder das Kopfkino losrennt, lächle. Halte dieses Lächeln für 10 bis 15 Sekunden. Allein dadurch wirst du dich besser fühlen. Warum ist das so? Ganz einfach. Der Geist folgt dem Körper. Du gibst mit einer körperlichen Handlung – deinem Grinsen – deinem Gehirn das Signal, etwas anderes zu denken, zu fühlen und zu tun. Du durchbrichst damit dein schädliches Denkmuster.

Wenn du herzhaft lachen kannst, umso besser! Lachen aktiviert viele deiner Muskeln im Kopf-, Gesichts-, Brust- und Bauchbereich, wodurch sich dort die Durchblutung verbessert. Außerdem atmest du beim Lachen tief durch und verbesserst damit die Sauerstoffversorgung deines Körpers. Es reduziert zudem die Stresshormone und erhöht die Freisetzung von Glückshormonen.

Für mich startet der Tag erst richtig, wenn ich mich im Spiegel angelächelt habe. Dann fühle ich mich schon mal gut! Diesen Trick nutze ich aber auch im Alltag: Wenn kein anderer lächelt, dann lächle ich eben, um wenigstens meine eigene Gemütslage zu heben, und gute Laune ist ja bekanntlich ansteckend. Doch die Gute-Laune-Übertragung auf meine Mitmenschen klappt nicht immer.

Das Lächeln allein löst natürlich nicht dein aktuelles Problem, aber es verbessert deinen Umgang damit, weil sich deine allgemeine Stimmung bessert – und das ist schon mal ein guter Anfang. Sobald du aus dem Gedankenkarussell aussteigst, also die Negativspirale unterbrichst, schaffst du Freiraum für einen Perspektivwechsel, für kreative Lösungsansätze. Oder du kreierst die nötige innere Ruhe, um einzuschlafen.

Im Streitgespräch mit dem inneren Kritiker

Eins muss man uns Menschen lassen: In puncto Selbstsabotage sind wir herrlich kreativ! Unser Geist verwickelt uns den ganzen Tag über in jede Menge Gespräche – du hast bestimmt auch einen oder mehrere Kommentatoren, also innere Stimmen, die deine Gedanken und Handlungen ununterbrochen bewerten. Ein kleiner Trost: Du bist nicht allein. Bei vielen Menschen ist diese innere Stimme alles andere als nett und freundlich. Kritisch ist noch höflich ausgedrückt, manchmal sind die Kommentare bissig bis unverschämt, manchmal sogar richtig verletzend. »Ich bin ein verdammter Trottel/Idiot/Vollpfosten!« Oder: »War ja klar ... wieder mal komplett verkackt!« Oder: »Wie kann man nur so blöd sein? Typisch ich!« Vermutlich kommen dir solche Gedanken bekannt vor. Viele Menschen neigen dazu, sich so runterzumachen. Unsere gedanklichen Selbstgespräche sind in der Regel auf negative Inhalte gepolt: Es geht nur um das, was nicht funktioniert hat, wobei wir gescheitert sind oder wo wir uns schlecht verhalten haben.

Ich wage zu behaupten, dass wir viel zu streng mit uns sind. Mal ehrlich: Wenn dein bester Freund dauernd mit dir so reden würde wie deine innere Stimme – wärst du weiterhin mit diesem Menschen befreundet? Wahrscheinlich nicht allzu lange, wenn das Genöle zum Dauerzustand wird und du kein freundliches Wort zu hören bekommst. Die grundlegende Idee einer Freundschaft ist schließlich, sich gegenseitig zu unterstützen und aufzubauen. Die Meinung geigt man sich hingegen nur gelegentlich, und auch da ist irgendwann Schluss, wenn es unter die Gürtellinie geht. Doch mit uns selbst verbindet uns allzu oft keine innige Freundschaft und wir kennen keine Skrupel bei unserer Selbstkritik. Das Fatale daran: Selbstvorwürfe rufen negative Gefühle hervor. Diese rauben uns Energie und hindern uns auch am Schlafen, vor allem wenn diese geringschätzige Einstellung uns selbst gegenüber zum Dauerzustand wird. Damit muss endlich Schluss sein!

Die innere Stimme verändern

Du kannst versuchen, deinen inneren Kritiker ein bisschen weniger bedrohlich zu machen. Hier ein paar Ideen für deinen nächsten negativen Dialog mit dir selbst, die gerne aufeinander aufbauen können.

Sieze dich im Selbstgespräch. Statt »Ich bin ein verdammter Trottel!« sagt dein innerer Kritiker: »Sie sind ein verdammter Trottel!« Das schafft schon mal eine gewisse Distanz, und du nimmst dir die Worte nicht so sehr zu Herzen.

Verändere die Stimme oder die Tonlage. »Sie sind ein verdammter Trottel!«, sagt deine innere Stimme nun als Micky Maus oder Patrick der Seestern. Oder sie haucht die Worte erotisch und sexy. Oder sie spricht in einem Akzent, den du total albern findest. Wenn du normalerweise eine Frauenstimme in Gedanken hörst, probier es mit einer komischen Männerstimme. Wichtig ist, dass du deinen inneren Kritiker lächerlich klingen lässt.

Halte deine innere Stimme auf Abstand. Du kannst auch beeinflussen, woher die Stimme kommt: von rechts oder von links, von oben oder von unten, von nah oder von fern. Kommt deine innere Stimme von einer bestimmten Seite oder ist sie ganz nah, kannst du sie ab jetzt von der anderen Seite sprechen oder aus der Ferne klingen lassen. Ganz leise, vielleicht ist sie dann kaum noch zu verstehen, egal, was sie so von sich gibt.

Je besser dir die Verfremdung deiner inneren Stimme gelingt, desto besser. Der Sinn der Übung: Der Bezug zu deinem inneren Kritiker verändert sich, und somit können sich auch deine Gefühle verändern.

Wie wäre es zur Abwechslung mal mit mehr motivierenden Selbstgesprächen? Achte ab sofort mehr auf deine positive innere Stimme. Dreh sie lauter, damit du sie klar und deutlich hören kannst. Gib ihr einen angenehmen Klang. Lass sie dein Selbstwertgefühl aufbauen, indem sie bestärkende Dinge zu dir sagt: »Hey, du bist okay so, wie du bist«, »Du bist so stark und mutig«, »Du bist clever«, »Das hast du unter den gegebenen Umständen super gemeistert«. Du darfst dich auch gerne von einer inneren Fankurve lautstark anfeuern lassen!

Inneres Geschnatter übertönen

Indem du dir jeden Abend leise dasselbe beruhigende Musikstück anhörst, signalisierst du deinem Körper und deinem Unterbewusstsein, dass nun Zeit zum Entspannen oder Schlafen ist. Das funktioniert auch mit Klängen: prasselndes Kaminfeuer, Regentropfen oder Meeresrauschen. Es gibt zahlreiche, zum Teil sogar kostenlose Apps mit solchen Geräuschen. Erinnerst du dich noch an dein Lieblingshörspiel aus der Kindheit, das du vor dem Einschlafen hören durftest? Auch das kann dich in eine ruhige Stimmung versetzen.

Das Schöne an diesen akustischen Einschlafhilfen: Durch das Beschäftigen des Hörkanals werden die inneren Dialoge abgestellt. Der auditive Kanal kann sich nur mit einer Sache beschäftigen, der Fokus verändert sich und damit auch dein emotionales Empfinden. Hörbücher, Podcasts, Entspannungsmusik, Naturgeräusche oder andere Klänge – erlaubt ist, was für dich gut funktioniert. Lausche konzentriert, und du wirst merken, wie deine innere Stimme verstummt und sich der Schlaf einstellt. Leichter und leichter, tiefer und tiefer … Stell am besten einen Sleep-Timer, damit deine Einschlaf-Geräuschkulisse irgendwann von selbst verstummt.

Unterbewusste negative Programmierung

Manchmal ist uns nicht bewusst, warum wir immer gleich auf bestimmte Reize reagieren, warum wir einfach nicht aus unserer Haut können. Das liegt daran, dass in unserem Unterbewusstsein eine Reihe von Programmierungen wirken, teilweise schon aus der Kindheit, die unser Handeln im späteren Leben mitbestimmen. Dazu zählen unter anderem unser Wertesystem, Normen und Regeln oder

Glaubenssätze. Sie alle können unter Umständen zu Schlafsaboteuren mutieren.

Ich konzentriere mich an dieser Stelle auf jene Programmierungen, die mir im Coaching am häufigsten begegnen: hinderliche Glaubenssätze und fehlende Sinnhaftigkeit.

Hinderliche Glaubenssätze

Ein solcher Glaubenssatz wirkt wie ein unbewusstes negatives Mantra. Hier ein paar Beispiele, die viele Menschen oft zu hören bekommen: »Du schaffst das sowieso nicht!«, »Dafür bist du viel zu klein!«, »Damit kann man doch kein Geld verdienen!«, »Du musst dich halt mal anstrengen!«, »Du bist nur einer von vielen, und die anderen sind viel besser!«, »Stell dich nicht so an – andere schaffen das doch auch!«, »Nimm dich nicht immer so wichtig!« et cetera. Einige Glaubenssätze sind so stark in unserer Gesellschaft verankert, dass sie zu Redewendungen geworden sind, etwa »Ohne Fleiß kein Preis«, »Erst die Arbeit, dann das Vergnügen« oder »Beiß die Zähne zusammen«. Das Problem ist: Viele von ihnen sind negativ und limitieren uns maßgeblich, in vielen Fällen unbewusst. Sie wirken wie Blockaden und hindern uns daran, unser Potenzial zu entfalten.

»Du musst immer perfekt sein.« Viele meiner Coaching-Klienten leiden darunter, dass sie keine Zeit für sich haben, sich ständig gehetzt und unter Zeitdruck fühlen und regelmäßig sowohl im Berufs- als auch im Privatleben anecken. Das raubt ihnen den Schlaf. Ihr Drang zum Perfektionismus ist ihnen gar nicht bewusst, diese Programmierung ihres Unterbewusstseins, die ihr Handeln und ihre Reaktionen steuert. Nach dieser Erkenntnis können viele ihr Verhalten besser verstehen – und vor allem begreifen, dass sie sich und ihr Umfeld unnötig unter Druck setzen. Das beantwortet auch ihre Frage, warum so viele ihrer Mitmenschen dermaßen genervt auf sie reagieren. Mithilfe von Entspannungsübungen können sie lernen, tagsüber besser mit stressigen Situationen umzugehen. Sie machen sich allmählich bewusst und akzeptieren, dass nicht alle Menschen denselben Perfektionsanspruch haben wie sie selbst, und sie freunden sich immer mehr mit dem Gedanken an, selbst nicht alles bis ins letzte Detail kontrollieren zu müssen oder ihren Anspruch an die eigene Arbeit etwas zurückzuschrauben und locker zu lassen.

»Du musst immer stark sein.« Schwäche zeigen gilt vielen Menschen als absolutes No-Go, vor allem im Business. Das kostet viel Kraft und führt dazu, dass sie sich bis an die Grenzen ihrer Belastbarkeit verausgaben – und darüber hinaus, bis sie im Burn-out enden. Für einige meiner Klienten in Führungspositionen ist es eine extreme Erleichterung zu erkennen, dass sie auch um Hilfe bitten dürfen. In manchen Fällen führt das dazu, dass in der Abteilung oder im Unternehmen flachere Hierarchien entstehen und das Vertrauen und die Motivation wachsen.

»Du musst immer nett und freundlich sein.« Dieser Glaubenssatz ist besonders bei Frauen tief verankert. Es liegt die Vermutung nahe, dass die langjährige Neigung zum Patriarchat in unserer Gesellschaft dazu geführt hat, dass Mädchen früh darauf programmiert wurden und werden, nett zu sein, nicht aufzufallen und sich unterzuordnen. Das führt im Erwachsenenalter häufig dazu, dass manche Frauen es – teilweise bis zur Selbstaufgabe – allen recht machen wollen. Zugegeben, ein Ausbruch aus diesem Verhaltensmuster kann zunächst zu Irritationen im unmittelbaren Umfeld führen, weil die Gegenwehr unerwartet kommt und die anderen ein resolutes Nein aus ihrem Mund schlichtweg nicht gewohnt sind. Es ist vollkommen in Ordnung, dass sie für sich selbst und ihre Überzeugungen einstehen und auch mal Kante zeigen, statt sich übervorteilen zu lassen. Das darf sich auch alles langsam entwickeln, um das Umfeld in der Familie, im Beruf oder im Sportverein mitzunehmen, sonst entstehen gleich die nächsten Probleme, weil es zu Konflikten kommt.

Diese negativen Glaubenssätze oder Stressantreiber nehmen wir oft gar nicht bewusst wahr, aber sie können unterschwellig dafür sorgen, dass wir unter Druck versuchen, die eigenen Erwartungen oder die anderer zu erfüllen. Diese innere Anspannung ist zum Teil abends noch vorhanden und kann unseren Schlaf stören.

Positive Affirmationen

Es gibt aber auch wundervolle, positive Glaubenssätze, die in unserem Unterbewusstsein verankert werden können und uns bei unserer Entwicklung unterstützen, unsere Leidenschaft entfachen und uns zu Spitzenleistung anspornen: »Ich bin toll!«, »Ich bin kraftvoll!«, »Ich bin gut so, wie ich bin!«, »Ich habe alle Ressourcen, um mit Leichtigkeit zu gewinnen!«, »Ich bin ein Gewinnertyp!«, »Ich sehe umwerfend aus!« und viele mehr. Mit solchen Glaubenssätzen werden deine inneren Dialoge positiver und das Schlafen wird dir (noch) leichter fallen.

Die positive Wirkung von Glaubenssätzen erlebe ich immer wieder im Coaching, wie im folgenden Fall: Eine erfolgreiche Kunstturnerin kam aufgrund von Schlafstörungen zu mir. Vor dem Einschlafen gingen ihr immer wieder Szenen durch den Kopf, in denen sie beim Bodenturnen die Kombination aus Überschlägen und Salti verhunzte, auf dem Schwebebalken aus dem Gleichgewicht geriet oder ihr am Stufenbarren der Schwung für den perfekten Abgang fehlte. Sie scheiterte und scheiterte und scheiterte, immer wieder aufs Neue. Über jeden noch so kleinen Patzer ärgerte sie sich maßlos. Wir gingen der Ursache auf den Grund und es stellte sich heraus, dass sie sich vor dem Wettkampf bei jeder Disziplin immer wieder sagte: »Jetzt kommt es drauf an! Du musst dich jetzt richtig anstrengen!« Dieser Glaubenssatz wirkte wie ein negatives Mantra, führte zu einer unheimlich hohen Muskelanspannung, und in dieser Verkrampfung fehlte ihr die Leichtigkeit und die leidenschaftliche Sportlerin konnte ihre Bestleistung nicht abrufen und scheiterte ein ums andere Mal.

Anhand von vier Fragen nach Byron Katies The-Work-Methode analysierten wir ihren limitierenden Glaubenssatz und versuchten, eine positivere Sichtweise zu finden:[60]

1. Ist der limitierende Glaubenssatz für dich wahr? Ja. Sonst hätte ich den ja nicht und würde nicht dauernd diese blöden Fehler machen.

2. Kannst du mit absoluter Sicherheit sagen, dass der Glaubenssatz wahr ist? Eigentlich nicht, denn manchmal komme ich ja auch gut durch die Übungen – wenn ich in einem entspannten Zustand bin. Dann habe ich auch schon Ziele erreicht, ohne mich total anzustrengen. Teilweise war ich sogar mit einer entspannten Haltung erfolgreich.

3. Wie reagierst du, wenn du diesen Glaubenssatz glaubst? Ich will es dann besonders gut machen. Dann fühle ich mich angespannt, mein Herz schlägt schneller, mein Kopf wird heiß und dann bekomme ich das Gefühl, dass es gleich wackelig wird.

4. Wer wärest du ohne diesen Glaubenssatz? Eine Turnerin, die einfach turnt. Ich würde mit viel mehr Freude an die Geräte gehen, die Blicke der Trainer oder Kampfrichter wären mir egal und ich würde mich auf den Wettkampf freuen.

Abschließend haben wir noch geschaut, wie denn dieser Glaubenssatz positiv formuliert lauten könnte: »Turnen darf sich leicht anfühlen«, »Turnen macht Spaß«, »Ich gewinne mit Leichtigkeit«, »Ich bin gut so, wie ich bin«, »Ich habe alle wichtigen Ressourcen in mir! Ich bin voller Energie«.

»Ich gewinne mit Leichtigkeit!« wurde ihr neues positives Mantra vor dem Wettkampf. Sie ging wesentlich gelassener in die Turniere, hatte insgesamt ein viel besseres Gefühl und bessere Ergebnisse, weil sie ihre Performance nicht länger blockierte. Das abendliche Kopfkino ließ ebenfalls nach, weil sie gelernt hatte, mit Patzern und Niederlagen besser und konstruktiver umzugehen.

Auch du kannst positive Affirmationen nutzen, etwa vor dem Schlafengehen bei deiner Abendroutine, bei der Meditation oder einfach nur im Bett liegend: »Ich kann gut und erholsam schlafen«, »Schlafen geht ganz leicht«, »Ich schlafe tief und fest« oder »Morgen wache ich voller Freude und Energie auf«.

Die Kraft der Sinnhaftigkeit

Es gibt Hinweise darauf, dass Menschen, die in ihrem Leben eine bestimmte Aufgabe haben, mit der sie Sinnhaftigkeit verbinden oder die sogar eine Vision haben, besser schlafen.[61] Warum ist das so? Haben wir einen guten Grund, morgens aufzustehen, identifizieren wir uns mit einer Aufgabe, messen wir unserem Leben einen höheren Sinn bei und fühlen uns zufriedener und erfüllter.

Zu wissen, was dir besonders wichtig ist, kann dein Leben erleichtern. Anerzogene Vorstellungen stehen dir womöglich bei der weiteren Entwicklung im Weg, weil sie in Wahrheit gar nicht deine eigenen sind. Selbstreflexion hilft ungemein beim Aussortieren. Also, betreib von Zeit zu Zeit ruhig ein bisschen Seelenhygiene.

Einer meiner Klienten war in seinem aktuellen Job bei einer Krankenkasse total unglücklich. Er quälte sich morgens aus dem Bett, weil ihm seine Arbeit absolut keinen Spaß machte, und lag nachts oft wach, weil er sich gestresst und innerlich unruhig fühlte. Im Coaching erkannte er, dass seine Eltern ihn wegen ihrer früheren Erfahrungen mit Arbeitslosigkeit sanft, aber bestimmt zu dem in ihren Augen sicheren Weg einer grundsoliden Ausbildung gedrängt hatten. Aus Sicht seiner Eltern kam ein Journalismusstudium mit ungewissen Zukunftsaussichten überhaupt nicht infrage. Diese Einstellung stand im krassen Gegensatz zu seiner eigenen. Der sehnlichste Wunsch meines Klienten war Freiheit. Er wollte selbst über seine Zukunft entscheiden und sich bei der Berufswahl von seiner wahren Leidenschaft leiten lassen.

Er kündigte, obwohl seine gesamte Familie entsetzt reagierte und ihn quasi für verrückt erklärte. Diese Entscheidung war für ihn ein

Befreiungsschlag. So entstand für ihn der Freiraum, sein Leben nach seinen Vorstellungen aufzubauen. Diese mentale Veränderung hatte auch Auswirkungen auf seine Schlafqualität: Seine innere Balance war wiederhergestellt, die durch seine unbewusste Auflehnung so lange Zeit gestört war. Er konnte – trotz aller Unsicherheit aufgrund der Kündigung, die andere Menschen zutiefst beunruhigen würde – wieder richtig gut schlafen.

Wenn wir begeistert sind von dem, was wir tun, ist unser Tag gefüllt mit Dingen, die wir gerne machen und als sinnvoll erachten. Also nehmen wir den Alltag als weniger stressig oder beschwerlich wahr. Wir sind weniger anfällig für mentale Blockaden, können besser mit Ängsten oder Ärger umgehen und sind vor schlafraubenden, quälenden Gedanken deutlich besser geschützt. All das führt dazu, dass wir abends viel leichter mit einem Gefühl der Ausgeglichenheit und Leichtigkeit in den wohlverdienten Schlaf sinken. Insbesondere Beziehungen zu anderen Menschen unterstützen unsere Lebensqualität. Gemeint sind dabei die wirklich intensiven, engen und stabilen Beziehungen, nicht so sehr flüchtige Bekanntschaften. Dazu gibt es eine langjährige Studie der Harvard University, die Robert Waldinger in einem TED-Talk sehr anschaulich vorstellt.[62] Man wollte herausfinden, was Menschen im Leben gesund und glücklich macht – und das sind demnach gute und enge Beziehungen.

Wo gibt es in deinem Umfeld Menschen, zu denen du dich hingezogen fühlst? Vielleicht möchtest du eine Beziehung wiederaufleben lassen? Vielleicht gibt es einen Verein oder eine Gruppierung, mit der du dich identifizieren kannst, in die du dich einbringen willst? Wann hast du morgens das Gefühl: »Hey, dafür stehe ich gerne auf! Ich freue mich auf die Menschen dort«? Es kann auch sein, dass es nur eine Person ist, mit der du dich verbunden fühlst.

Ausgepowert: Bettschwere durch Bewegung

Unsere Vorfahren waren viele Stunden am Tag unter freiem Himmel unterwegs. Unser natürliches Verhalten ist demnach, in Bewegung zu sein. Durch unsere Arbeitsmodelle und unseren modernen Lebensstil verbringen wir aber einen Großteil des Tages sitzend oder in starren Positionen, vor einem Bildschirm, in einer Fertigungshalle oder in einem Bürogebäude mit wenig natürlichem Licht. Klar, nicht jeder ist ein Office-Mensch oder arbeitet in einer Fabrik, es gibt genügend Berufe, bei denen du ausreichend Frischluft und Bewegung bekommst. Aber vielleicht reicht das trotzdem nicht, weil es monotone Aktivitäten sind.

Die energiereichste Substanz unseres Körpers ist Adenosintriphosphat (ATP). ATP wird durch Glukose und Sauerstoff in den Mitochondrien gebildet und ist dafür verantwortlich, dass du dich fit und aktiv fühlst. Durch geistige und körperliche Aktivität wird es abgebaut und es entsteht Adenosin, das dich wieder müde macht. Indem du dich untertags auspowerst, an deine Grenzen gehst, dich richtig forderst, baust du also den nötigen Schlafdruck auf, der dir beim Ein- und Durchschlafen hilft. Sport ist ein toller Ausgleich, denn körperliche Aktivität baut Stress ab. Regelmäßig wird dir das mehr Energie bescheren, auch wenn du dich total verausgabt hast. Vor allen Dingen bei einem Ausdauersport wie Joggen wird vermehrt der Botenstoff BDNF ausgeschüttet, kurz für »Brain-Derived Neurotrophic Factor«. Er ist dafür zuständig, im Hippocampus die Bildung neuer Hirnzellen anzuregen. Es gibt Hinweise darauf, dass ein BDNF-Mangel zu schlechterem Schlaf führt.[63]

Überleg dir: Was kannst du in deinen Tagesablauf sinnvoll einbauen, um mehr in Bewegung zu sein? Deine allgemeine Gesundheit und dein Schlaf werden es dir danken. Versuch, Spaß am Ergebnis zu entwickeln, wenn du mal keine Lust auf Sport hast – was bei besonders stressigen und hektischen Tagen total verständlich wäre.

Zieh deine Sporteinheit trotzdem durch, zugunsten deiner Erholung und Regeneration. Schenk dir selbst einen guten Schlaf. Peter Maffay malträtiert seinen Boxsack und hält sich so körperlich fit und mental ausgeglichen. Dietmar Spiegel trainiert, um in seiner Freizeit an Triathlons teilzunehmen. Wolfgang Leikermoser geht regelmäßig ins Fitnessstudio, Alexander Herrmann treibt zum Ausgleich Sport und auch Konstantin Guericke hat festgestellt, dass Sport einen erholsamen Schlaf begünstigt.

Wenn du einen Wald in der Nähe hast, verleg einen Teil deines Bewegungsprogramms dorthin, denn das Waldklima hat einen beruhigenden Einfluss auf unser Gehirn und unser Kreislaufsystem.[64] Bei der Gelegenheit kannst du bei warmem Wetter die Schuhe ausziehen und über das Moos laufen oder dich auf eine Lichtung in die Sonne legen, wenn du magst. Der Waldspaziergang kann auch einen meditativen Touch bekommen: Achte auf die Geräusche – das Knacken von Ästen, den Wind in den Baumwipfeln, das Vogelgezwitscher –, betrachte die vielen Farbnuancen und das unterschiedliche Lichtspiel, streich mit den Fingern über die Rinde verschiedener Bäume, atme die Düfte des Waldes ein, und vielleicht findest du je nach Jahreszeit auch einen kleinen Snack, etwa Waldbeeren oder Nüsse.

Nach 19 Uhr solltest du – rein schlafmedizinisch betrachtet – keinen anstrengenden Sport mehr machen, weil dein Kreislauf dabei zu sehr auf Trab kommt (zumindest sollte er das) und dein Adrenalinspiegel steigt. Das hindert dich womöglich daran, rechtzeitig runterzukommen. Entspannende Yogaübungen, ein bisschen Tai-Chi, Stretching oder auch ein gemütlicher Abendspaziergang sind hingegen gut geeignet für die Schlafvorbereitung.

Schlafnahrung: Bausteine für einen feudalen Schlummer

Einige Nahrungsmittel sind aufgrund ihrer Zusammensetzung besonders förderlich für den Schlaf. Daraus lassen sich die verschiedensten Rezepte für ein leichtes Abendessen kreieren, die deine Verdauung nicht übermäßig belasten. Wenn du dir hier das ultimative Rezept erhofft hast, muss ich dich leider enttäuschen. Es wäre doch auch todlangweilig, jeden Abend ein und dasselbe zu essen. Aber es gibt ein paar Informationen, Anregungen und Tipps, die dir auf der Suche nach deinen Lieblingsgerichten für einen feudalen Schlummer helfen sollen.

Friederike Feil, ihres Zeichens Expertin für Ernährung und Darmgesundheit, mag zum Beispiel gedünstetes Gemüse mit Eiern und etwas Mandelmus oder macht sich auch mal nur einen mit Kakao verfeinerten Eiweißshake. Sternekoch Alexander Herrmann verwöhnt sich ab und zu mit einem warmen Vanille- oder Schokopudding – ist ja zudem ein wahrer Seelenschmeichler – und ich esse abends ganz gerne Pellkartoffeln mit Kräuterquark. Ich bin mir sicher: Bei der üppigen Auswahl an saisonalen und regionalen Nahrungsmitteln hierzulande ist wirklich für jeden etwas dabei. Über die Zeit entwickelt jeder seine Lieblingsrezepte, die zu den persönlichen Vorlieben und zur bevorzugten Ernährungsweise passen. Grundlegend kommt es natürlich auf eine gesunde und ausgewogene Ernährung mit frischen, möglichst wenig verarbeiteten und möglichst unbelasteten Lebensmitteln an. Also weniger Fast Food, mehr Bioqualität und lieber selbst den Kochlöffel schwingen!

Bis drei Stunden vor dem Schlafengehen kannst du abends etwas essen. Ein üppiges Festmahl ist aber keine besonders clevere Idee, das versteht sich wohl von selbst. Wenn dein Körper voll und ganz damit beschäftigt ist, Unmengen von Nahrung zu verdauen, leidet logischerweise dein Schlaf. Als kleines Betthupferl darfst du dir gerne ein paar Cashewkerne, Mandeln oder eine halbe Banane gönnen. Darin sind Magnesium und Tryptophan enthalten, die die Entspannung und den Schlaf unterstützen können. Dein Körper und insbesondere dein Gehirn sind auch im Schlaf aktiv, und so wird die nötige Energie geliefert. Manchmal liegt dir aber auch etwas Kleines schwer im Magen, weil du es nicht gut verträgst. Das musst du für dich herausfinden und gegebenenfalls Nahrungsmittelunverträglichkeiten vom Arzt ausschließen lassen.

Dein Körper kann Nährstoffe aus richtiger Nahrung – am besten aus unverarbeiteten Lebensmitteln – besser identifizieren und mithilfe der Darmzellen und -bakterien besser aufnehmen und verwerten als künstlich hergestellte Wirkstoffe. Wenn all deine Depots gefüllt sind und du gesund bist, ist dein Körper in der Regel mit ausreichend Nährstoffen, Spurenelementen, Vitaminen und Hormonen versorgt, und ein gesunder Lebensstil trägt allgemein zu einem erholsamen Schlaf bei. Einzelne Spurenelemente als Nahrungsergänzung oder auch Vitaminpräparate können aber unter Umständen sinnvoll sein, da einige hochgezüchtete Pflanzen nur noch wenige dieser wichtigen Nährstoffe enthalten. Die folgenden körpereigenen und/oder natürlichen Bausteine für Schlaf und Regeneration behalte ich bei mir selbst im Auge und empfehle häufig im Coaching diesbezüglich einen Check-up beim Arzt, um einen Mangel frühzeitig ausschließen zu können.

Magnesium ist an vielen Stoffwechselreaktionen beteiligt, die eine große Rolle bei der nächtlichen Erholung und Regeneration spielen und auch den Schlaf unterstützen. Es kommt in allen Körperzellen vor, hauptsächlich aber in Knochen, Muskeln und im Gehirn. Unsere Zellen brauchen Magnesium, um Energie freizusetzen, Membranen zu stabilisieren, die Muskeln zu entspannen und das Nervensystem zu beruhigen. Magnesium steckt unter anderem in Blattgemüse, Kürbiskernen, Sesamsamen und Paranüssen. Viele Menschen sollten auf ihren Magnesiumspiegel achten. Oft reicht die Zufuhr allein über die Nahrung nicht aus, da wir über den Tag und vor allem bei sportlicher Betätigung unter anderem Magnesium ausschwitzen. Es gibt viele Präparate auf dem Markt, einige mit Magnesiumzitrat, andere mit Magnesiumglycinat. Zur Information: Da die Verdauung angeregt wird, kann es zu Durchfall kommen, wodurch der Mineralstoff verfrüht wieder ausgeschieden wird. Was besser verträglich ist, ist individuell verschieden. Das musst du testen.

Melatonin ist unser wichtigstes Schlafhormon, kein Nährstoff. Der Körper kann es selbst bilden, aber du kannst die Produktion fördern, indem du Tomaten oder Ananas isst. Deswegen hat es hier bei der Ernährung eine Erwähnung verdient. Es steckt unter anderem auch in Sauerkirschen, Kiwis, Pistazien oder Walnüssen, allerdings in überschaubaren Mengen. Um es zusätzlich zuzuführen, gibt es Melatoninpräparate als verschreibungspflichtige Medikamente, aber auch frei verkäufliche Sprays (siehe Kapitel 3).

Omega-3-Fettsäuren sind wichtig für den Aufbau unserer Zellmembran, vor allem der Gehirnzellen, und helfen bei der Regeneration, egal, ob du dich körperlich oder mental angestrengt hast. Sie können aber nicht vom Körper gebildet werden. Walnüsse, Kürbiskerne, Leinsamen und Kaltwasserfische wie Lachs, aber auch Milch enthalten Omega-3-Fettsäuren. Wer Fisch nicht so gern mag, Bedenken hinsichtlich der Schwermetallbelastung hat oder sich ohnehin vegetarisch beziehungsweise vegan ernährt, kann auf kalt gepresstes Algen- oder Leinöl in Kapseln zurückgreifen, die hochkonzentrierte Omega-3-Fettsäuren enthalten.

Tryptophan ist eine essenzielle Aminosäure, die für die Bildung von Serotonin und Melatonin nötig ist. Sie kann ebenfalls nicht vom Körper selbst produziert werden, steckt aber in einigen Nahrungsmitteln wie Eiern, Bananen, Sojabohnen, Cashewkernen, Mandeln, Puten- und Hühnerfleisch, Lachs, Blattgemüse oder Milchprodukten. Als Nahrungsergänzung bekommst du Tryptophan als Bestandteil von Aminosäurekapseln sowie vieler Schlafpülverchen und -drinks.

Vitamin D bildet dein Körper automatisch, wenn du Sonne tankst. Es ist zudem bekannt als »Knochenvitamin«, da ein Mangel zu Störungen des Knochenstoffwechsels und einer erhöhten Anfälligkeit für Knochenbrüche führen kann. Auch für dein Immunsystem, deine Muskeln und deinen Energiehaushalt ist Vitamin D wichtig. Es ist eher ein Energiebringer als ein Schlafhelfer, aber mehr Aktivität am Tag führt eben eher zu wohliger Bettschwere, und dabei kann dieses Vitamin helfen.[65] Da wir in unseren Breitengraden nicht gerade sonnenverwöhnt sind – vor allem im Herbst und Winter sieht es hierzulande ja oft eher trüb aus –, solltest du jede sich bietende Gelegenheit nutzen, dich im Tageslicht draußen aufzuhalten. Vitamin D steckt aber auch in Salzwasserfischen wie Lachs, Thunfisch oder Schwertfisch.

Da ich weiß, dass ich selbst einen Vitamin-D-Mangel habe, nehme ich täglich welches ein. Ich lasse den Spiegel aber regelmäßig checken, um richtig dosieren zu können. Auch Wolfgang Leikermoser supplementiert Vitamin D, um den Lichtmangel in den Wintermonaten zu kompensieren, und Alexander Herrmann führt seinem Körper verschiedene Vitalstoffe zusätzlich zur Ernährung zu.

Manchmal sind Mangelerscheinungen tatsächlich der Grund für eine Schlafstörung. Ob du einen Nährstoffmangel hast, kannst du bei Bedarf medizinisch abklären lassen. Gegebenenfalls verschreibt dir dein Arzt dann ein entsprechendes Präparat. Es gibt auch frei verkäufliche Nahrungsergänzungsmittel, einzeln oder als Kombination einer Reihe von Stoffen, die unser Körper für eine optimale Funktion, Entspannung und zur Energiegewinnung benötigt. Die Darreichungsformen sind vielfältig, als Tropfen, Tabletten, Kapseln oder Sprays.

Die Gefahr, die ich bei der Einnahme von Nahrungsergänzungsmitteln und anderen Schlafhelfern sehe: Viele Leute reden sich ein, sie kämen allein dadurch mit viel weniger Schlaf zurecht und müssten sich nicht um die eigentlichen Ursachen ihres Schlafdefizits kümmern. Wenn du Nahrungsergänzungsmittel nutzt, um deinen natürlichen Schlaf zu unterstützen, und dabei weiterhin auf eine gesunde Ernährung, genügend Bewegung bei Tageslicht und all die anderen Faktoren achtest, ist es in Ordnung.

»Was heute im Kühlschrank steht, ist morgen der Baustein deines Körpers.«

Ernährungsexpertin Friederike Feil

Als Extremsportlerin musste Friederike Feil früh lernen, auf ihre Regeneration zu achten, als Ernährungsexpertin kennt sie sich mit Nahrungsmitteln und deren Auswirkung auf unser alltägliches Leben, aber auch auf unseren Schlaf bestens aus und kennt jede Menge Tipps und Kniffe für eine bessere Darmgesundheit, die locker ein Buch füllen könnten. Für ihre täglichen Aufgaben als Unternehmerin, Vortragsrednerin und Seminarleiterin zu den Themen Ernährung, Bewegung, Gesundheit und Persönlichkeitsentfaltung braucht sie zudem Strategien, um abends runterzukommen und in den Schlaf zu finden und am nächsten Tag wieder voller Energie durchzustarten.

Friederike absolvierte schon mit neun Jahren ihren ersten 10-Kilometer-Lauf. Danach betrieb sie jahrelang leidenschaftlich Leichtathletik, was ihr ein Vollstipendium in den USA einbrachte. Ihre absolute Lieblingsdisziplin, in der sie später zur deutschen Spitze gehören sollte: Hindernislauf. Am allerliebsten sind ihr die härtesten Läufe mit so bezeichnenden Namen wie »Gettingtough«, »Tough Guy« oder »StrongmanRun« – wobei sie die Herren der Schöpfung mehr als einmal in den Schatten gestellt hat. Bei diesen Läufen geht es über eine Distanz von 20 bis 25 Kilometer, dazu rund hundert Hindernisse wie Wassergräben, Mauern, Ringe zum Entlanghangeln. Also absolut nichts für Weicheier! Dafür braucht es neben Ausdauer auch Kraft und Spitzenleistung von Anfang bis Ende. »Das Quälen ist das eine, was man definitiv können muss – und manchmal darf man einfach nicht darüber nachdenken. Ich habe die Fähigkeit, mein Gehirn abzuschalten in so einem Rennen. Denn wenn du an den Schmerz denkst, hörst du sofort auf«, beschreibt Friederike den

Umgang mit dem hohen Druck in dieser Wettkampfsituation. »Ich bringe mich in einen Trancezustand.«

Zum Thema Schlaf und Regeneration gab es von ihren Trainern keine besonderen Vorgaben. »Durch das Training bedingt sich das sowieso«, findet Friederike. »In den USA standen wir um 7 Uhr auf dem Feld. Daher war meine Uni-Zeit geprägt vom Aufstehen um 6 Uhr. Ich bin schon damals immer vor 23 Uhr im Bett gewesen.« Bei zwei oder drei Trainingseinheiten täglich hielt sie zudem ein Mittagsschläfchen, weil ihr Körper signalisierte, dass die extreme sportliche Betätigung ihren Tribut forderte. Mit Schlafstörungen vor Wettbewerben hatte sie hingegen nie Schwierigkeiten: »Es gibt ja Sportler, die vor dem Wettkampf tagelang nicht schlafen können. Ich glaube, ich bin da gesegnet. Ich lege mich einfach hin und bin weg. Ich wusste immer: Ich kann keine Leistung bringen, wenn ich nicht ausreichend schlafe. Die Regenerationsprozesse finden ja im Schlaf statt.«

Während sie in den USA Sport- und Gesundheitsförderung studierte, probierte sie vieles selbst aus: von der Paläo-Ernährung über den Verzicht auf Getreide bis hin zum Intervallfasten, um am eigenen Leib zu erleben, was das mit dem menschlichen Körper macht. »Zu Extremzeiten hatte ich nur 4 Prozent Körperfett. Das war natürlich krass – und sicherlich nicht gesund.« Solche Experimente macht sie nicht mehr. Nahrungsmittel stellen für Friederike die Verbindung des Menschen mit der Erde dar, denn sie sind die Grundlage für alles, was wir tun. »Was heute im Kühlschrank steht, ist morgen der Baustein deines Körpers. Im Endeffekt sind wir nichts anderes als verzaubertes Essen.« So erklärt sich ihrer Ansicht nach auch, dass viele Krankheiten entstanden sind, weil wir unachtsam geworden sind oder uns Junkfood zumuten. »Das hört nicht bei der Ernährung auf. Es kommt auch Achtsamkeit dazu: Wie esse ich? Wann esse ich? Kurz vor dem Schlafengehen können die gesündesten Nahrungsmittel nicht mehr gut sein.« Sie findet es total spannend, was sie als Ernährungsexpertin bei Menschen bewegen kann und wie es dabei – nur durch eine andere Ernährungsweise – zu einer Veränderung des Mindsets kommt.

Bei ihren Seminaren, die oftmals über mehrere Tage gehen, steht sie vor der Herausforderung, mit ihrer Energie gut umzugehen. Auch hier scheint sie – wie beim Sport – mit nahezu unendlicher Ausdauer gesegnet zu sein. »Du kannst mich auch am sechsten Tag kurz vor der Abreise etwas fragen, was wir schon zehnmal besprochen haben. Ich bin dann immer noch mit derselben Energie bei dir wie am Anfang.« Bei ihrem obligatorischen Mittagsschlaf tankt sie die nötige Kraft dafür, um das Seminar auf höchstem Niveau durchzuführen. Aber sie gibt offen zu: »Abends komme ich manchmal nicht runter, da ich mich noch nicht optimal abgrenzen kann, und am Schluss habe ich richtig Schlafmangel.« Bei den Seminaren sind die Tage lang, es gibt meistens Programm bis 22 Uhr. Danach geht Friederike manchmal mit ihrem Trainerkollegen noch eine Runde spazieren – und so verschiebt sich ihre Schlafenszeit nach hinten. »Das merke ich dann schon. Ich glaube, das kriegt der Körper auch mal so hin, aber langfristig ist das definitiv nichts.« Mit der Herausforderung, sich nicht abgrenzen zu können, hat Friederike immer wieder mal zu kämpfen und probiert daher ständig etwas Neues aus, um richtig abzuschalten. Auch durch die Coronapandemie hat sie eine Veränderung bei sich festgestellt. »Ich versuche herauszufinden, warum ich manchmal nicht optimal einschlafen kann, obwohl ich abends meditiere und meinen Alltag eigentlich gut loslassen kann. Es gibt wenig Druck oder Stress, aber ich bin eben sensibel.«

Was ihre eigene Ernährung angeht, ist Friederike heute nicht mehr so dogmatisch wie in ihrer Hardcore-Sportlerzeit. »80 Prozent meiner Ernährung sind top, alles in Bioqualität. So habe ich die nötige Energie und kann problemlos acht Stunden mit voller Konzentration arbeiten und habe immer noch ein offenes Ohr für meine Mitarbeiter.« Wer nachts nochmals den Heilungsprozess anschalten will, dem empfiehlt sie abends noch ein bisschen extra Eiweiß – das geht auch prima als Shake. »Ich nehme zwei Löffel reines Molkeneiweißpulver und dazu zwei Löffel Kakao.« Von Fisch ist Friederike mittlerweile nicht mehr sonderlich begeistert, weil viele mit Schwermetallen belastet sind. Sie ist aber ein absoluter Fan von Omega-3-Fettsäuren und empfiehlt die Einnahme von gutem Fischöl oder einem Algenpräparat als vegane Alternative.

»Grundsätzlich sollte man drei Stunden bevor man ins Bett geht die letzte Mahlzeit zu sich nehmen«, rät sie. Die Zubereitung ist dabei oft ausschlaggebend. »Kartoffeln mit Butter sind viel leichter verdaulich als Pommes, weil die frittiert sind.« Bei Rohkost und Hülsenfrüchten sollte man ihrer Meinung nach am Abend aufpassen: »Gemüse sollte man eher dämpfen oder dünsten, bei Fetten auch lieber unbearbeitete Fette nehmen – wegen der Verdauung. Ich liebe gedünstetes Gemüse mit Butter und ein bisschen Mandelmus, mit vielen Kräutern und Gewürzen, und zwei Eier dazu. Das liegt nicht schwer im Magen und man schläft dann wirklich richtig gut.«

Ganz wichtig für sie beim Thema Schlaf und Ernährung: die Darmgesundheit. Darauf hat sie sich spezialisiert. »Je gesünder der Darm, umso weniger Nahrung brauchst du und umso besser ist der Schlaf«, lautet ihre Erkenntnis. Gut für den Darm sind zum einen die allseits bekannten Probiotika, genauer: mehrstämmige Milchsäurebakterien. Allerdings bauen diese das Mikrobiom nur bedingt auf. Sie sind eher kurzfristige Unterstützer und Helfer. Daher gibt es auch etwas exotischer anmutende Goodies laut Friederike, zum Beispiel Nukleotide, die durch eine Hefefermentation entstehen, um die Darmschleimhaut wiederaufzubauen, Trinkmoor mit allen möglichen Mikronährstoffen oder Mikrofasern – das sind leicht verdauliche Ballaststoffe für einen langfristigen Aufbau des Mikrobioms.

Ein energiegeladener Start in den Tag ist Friederike wichtig – und dafür nimmt sie sich Zeit. Nach dem Aufstehen um 6 Uhr meditiert sie, macht Atemübungen und eine Runde Yoga. Danach genießt sie ganz in Ruhe ihren grünen Tee und mixt sich vor der Arbeit einen Eiweißshake. »Ich nehme mir morgens immer zwei Stunden Zeit für mich. In der Arbeit versuche ich dann, mit etwas anzufangen, das Denkleistung braucht, wie die Seminarplanung ausarbeiten oder Blogposts schreiben. Für Routinearbeiten wie E-Mails oder Telefonate ist auch später noch Zeit.« Immer mit dem Wichtigsten anfangen, lautet Friederikes Credo. Das klappt oft, aber nicht immer – und das ist auch gar nicht schlimm! »Manchmal bin ich auch einfach neugierig, mache den Computer an und als Erstes poppen die E-Mails auf. Da lese ich dann doch manchmal noch drüber.«

Viele Unternehmer unterschätzen ihrer Ansicht nach das Thema Ernährung und Regeneration. »Sie kommen dann abends schlapp heim und sind müde, weil sie sich tagsüber mit Kaffee durch den Tag schleppen. Dann gibt es mittags irgendetwas aus der Kantine, billiges Fleisch und Weißmehlbrötchen. Dass das langfristig nicht dazu führen kann, dass sie Energie haben, um ihrer Arbeit nachzugehen, sollte eigentlich klar sein, ist aber offenbar nur wenigen bewusst.« Wer wirklich erfolgreich sein und langfristig seine Energie behalten will, muss ihrer Meinung nach ähnlichen Richtlinien folgen wie ein Leistungssportler. »Ich glaube, manchmal unterschätzt man als Unternehmer, welche Leistung man da erbringt. Als Sportler weißt du ja: Du musst ausreichend schlafen, dich gesund ernähren, mal zur Massage gehen et cetera. Auch als Unternehmer, wenn man etwas Neues aufbaut und ständig neue Ideen hat, muss das alles verarbeitet werden.« Rechtzeitig zu Bett zu gehen gehört für sie zweifellos dazu.

Rechtzeitig ins Bett: Der verkehrte Wecker

Wir achten penibel darauf, den Akku unseres Smartphones aufzuladen, unsere körpereigenen Energiespeicher behandeln wir hingegen nicht so sorgfältig. Viele Dinge sind uns wichtiger, als rechtzeitig ins Bett zu gehen: noch schnell die Wäsche machen, ein paar E-Mails beantworten, Champions League schauen, auf Social Media Likes verteilen et cetera. Ohne ausreichend Kraftreserven sind aber keine körperlichen und mentalen Bestleistungen möglich. Schon gar nicht auf Dauer.

Im Schlafcoaching erzählen mir die Leute oft, dass sie totale Nachteulen seien und vor Mitternacht sowieso nie ins Bett kämen. Und natürlich gibt es Lerchen, also Menschen, die früh aufstehen und früh ins Bett gehen. Das sind Studien zufolge aber die wenigsten, der größte Teil der Menschheit liegt offenbar irgendwo dazwischen.[66] Die meisten sind daher eher »Normalo-Schläfer«, die sich an den empfohlenen Schlafrhythmus halten könnten – außer die Arbeitszeiten torpedieren das.

Ich finde es sinnvoller, wenn sich die Leute mit ihrem Verhalten auseinandersetzen, statt sich hinter irgendwelchen Labels zu verstecken und sich ihre schlechten Schlafgewohnheiten schönzureden. Im Coaching mache ich daher bei solchen Aussagen gerne ein Experiment: Meine Klienten sollen eine Zeit lang darauf achten, wann sie am Abend eigentlich müde werden. In den meisten Fällen berichten sie, das wäre so gegen 21:30 Uhr oder 22 Uhr – im Grunde also die ideale Schlafenszeit. Aber dann wollen sie doch noch irgendetwas erledigen, das scheinbar unmöglich bis zum nächsten Tag warten kann, oder es läuft ein spannender Film. Mit etwas Willenskraft oder Disziplin überwinden sie ihren toten Punkt regelmäßig, ignorieren das Signal ihres Körpers, der nach Ruhe und Regeneration schreit, werden wieder richtig wach und kommen in den nächsten zwei bis drei Stunden nicht mehr ins Bett.

Viele Menschen mit Schlafstörungen können sich gar nicht mehr vorstellen, ganz leicht und selbstverständlich zu schlafen und am nächsten Morgen erholt und frisch aufzuwachen. Sie haben die Intuition verloren, ihrer Natur zu folgen, ihrer inneren Uhr. Wenn du mit deinem aktuellen Schlafverhalten unzufrieden bist, ist es auf jeden Fall einen Versuch wert, deine natürlichen Schlafgewohnheiten auszuloten. Folge deinen Instinkten und höre auf deinen Körper. Sobald du abends müde wirst, geh ins Bett! Falls du dein persönliches Schlafpensum bereits ermittelt hast, läute mit deiner Abendroutine die Entspannungsphase ein.

Licht aus! Verzichte vor allem in den Abendstunden auf die Nutzung von technischen Geräten wie Computer oder Smartphone, nutze Blaulichtfilterbrillen und pass die Lichtverhältnisse in deiner Wohnung an die Abendstimmung an. Schalte auch am besten das Licht im Badezimmer beim Zähneputzen vor dem Zubettgehen nicht mehr an oder dimme es zumindest. Helles Licht ist schlecht für deinen Melatoninspiegel (siehe Kapitel 3), und in vielen Badezimmern ist die Beleuchtung in einen Spiegel eingebaut, der den Effekt durch Reflexion zusätzlich verstärkt. Viele Menschen mit Kindern kennen das. Die Kinder sind müde und vielleicht auch knatschig, und dann geht es zum Zähneputzen ins Badezimmer, das Licht wird angemacht und plötzlich sind die kleinen Racker wieder lebhaft und aktiv. Für den stolperfreien nächtlichen Toilettengang bieten sich dezente Leuchten an, gegebenenfalls sogar mit Bewegungsmelder oder ganz modern mit einer Smarthome-Lösung. In vielen Wohnungen ist es außerhalb des abgedunkelten Schlafzimmers ohnehin hell genug, etwa durch eine Straßenlaterne vor dem Haus.

Ab ins Bett! Gewöhn dir – wenn möglich – eine regelmäßige Schlafenszeit an, um deine innere Uhr darauf zu programmieren. Nimm dir für die Schlafvorbereitung etwa 60 bis 90 Minuten, gerne auch länger. Es ist wichtig, vor dem Schlafengehen runterzukommen – körperlich und mental. Stell dir dafür einen Wecker, nutze Apps auf deinem Smartphone zum Einläuten deiner Abendroutine oder lass dich über die Sprachassistenten von Alexa, Google und Co., die in immer mehr Wohnungen Einzug halten, per Schlafenszeit-Skill daran erinnern.

Endlich Ruhe! Gib deinem Körper die Möglichkeit, den Stoffwechsel auf den Schlaf einzustellen, Melatonin und andere Schlafhormone zu bilden. Lass dann bewusst Ruhe einkehren, sowohl in deiner Umgebung als auch in deinem Inneren. Mach einen kurzen Spaziergang in der Abenddämmerung oder ein bisschen Yoga. Oder nimm ein duftendes, warmes Bad, gerne mit ätherischen Ölen. Das entspannt dich nicht nur, warmes Wasser aktiviert auch das körpereigene Kühlsystem und für einen erholsamen Schlaf ist das Absinken der Körperkerntemperatur eine wichtige Voraussetzung. Trink einen Entspannungs- oder Schlaftee, wenn du möchtest. Schließ mit dem Tag ab, durch Tagebuchschreiben, Dankbarkeits- oder Atemübungen, ein Gebet, eine Meditation – oder ein angenehmes Gespräch mit dem Partner.

Atemtechniken: Luft holen für eine erholsame Nacht

Die Atmung gehört wie Herzschlag, Verdauung oder Stoffwechsel zu den vegetativen Funktionen unseres Körpers, die völlig unbewusst ablaufen. Sie ist die Einzige dieser Vitalfunktionen, die wir beeinflussen können, indem wir bewusst tief einatmen, langsam atmen, flach oder schnell atmen, den Atem anhalten et cetera. Dabei hat die Atmung grundlegend die Funktion, Luft zu bewegen, damit wir Sauerstoff, der für alle Körperfunktionen wichtig ist, aufnehmen und Kohlendioxid als Abfallprodukt wieder abgeben können. In besonders hektischen Situationen neigen wir dazu, flach zu atmen, was eine Stressreaktion hervorruft. Das ist aber nicht immer gewollt, weil es die Handlungsfähigkeit einschränkt. Durch tiefes und langsames Atmen kannst du das Ruhenervensystem deines Körpers, den Parasympathikus, aktivieren, um leichter in die Entspannung zu kommen.

Ich möchte dir ein paar praxiserprobte Atemübungen vorstellen. Sie alle führen zu einer gleichmäßigen Atmung und signalisieren deinem Körper, dass alles in Ordnung ist. Das ist hilfreich, um dich vor dem Einschlafen zu beruhigen, wenn dich Ängste, Ärger oder Zukunftssorgen belasten. Probier aus, was für dich funktioniert, und integriere die Übung in deine Abendroutine. Aber denk daran: Erst durch das regelmäßige Wiederholen gewöhnt sich dein Körper daran, den Fokus auf die Atmung zu richten und die Atemübung als Signal dafür zu erkennen, dass es nun Zeit fürs Schlafen ist. Natürlich kannst du die Atemtechniken auch in Stresssituationen im Alltag anwenden, um gezielt in die Entspannung zu gehen.

Sitzen oder liegen? Bei den Atemübungen kannst du sitzen oder liegen. Der Vorteil im Liegen: Du kannst direkt wegschlummern. Ansonsten setz dich im Schneidersitz oder im (halben) Lotussitz für Yogageübte auf den Boden. Sollte das nicht möglich sein, nimm einen Stuhl. Hauptsache, es ist für dich bequem.

Ruhig und ungestört? Achte darauf, dass du an einem ruhigen und ungestörten Ort bist. Schließe während der Atemübung gerne auch die Augen, das unterstützt den entspannenden Effekt. Später, wenn du dich besser fokussieren kannst, können die Atemübungen dein Freund und Helfer im Alltag sein, auch wenn die Umgebung mal hektischer ist.

Nase oder Mund? Ich empfehle, stets durch die Nase ein- und auszuatmen. So wird die Luft etwas angewärmt und von groben Partikeln gereinigt, und du kannst außerdem ein bisschen tiefer einatmen. Wenn es sich für dich natürlicher oder besser anfühlt, kannst du aber auch durch den Mund atmen oder durch die Nase ein und durch den Mund aus. Es bleibt dir überlassen.

Fokus auf den Luftstrom

Schließe nun die Augen und atme durch die Nase langsam ein und langsam aus. Konzentriere dich dabei nur auf den Luftstrom an der Nasenspitze und blende alles andere möglichst aus: Wie fühlt sich dein Atem beim Einatmen an? Und wie beim Ausatmen? Ist der Luftstrom beim Einatmen vielleicht etwas kühler und beim Ausatmen ein wenig wärmer? Mach einfach so weiter, langsam und gleichmäßig. Durch die Fokussierung auf deine Atmung treten die Gedanken an die Vergangenheit und an die Zukunft in den Hintergrund. Willkommen im Hier und Jetzt!

Tiefes, bewusstes Atmen

Atme tief durch die Nase ein, zähle bis vier. Halte den Atem an und zähle dabei wieder bis vier. Nun atmest du langsam aus und zählst dabei bis acht. Wenn du vollständig ausgeatmet hast, hältst du den Atem erneut an und zählst bis vier.

Normalerweise solltest du mit zwei bis drei Zyklen dieser Atmung die nötige Bettschwere zum Einschlafen erreichen. Um die Übung zu intensivieren, atme bewusst und tief in den Bauch. So kann sich dein Zwerchfell voll ausdehnen, wodurch dein Lungenvolumen erweitert und eine maximale Sauerstoffaufnahme ermöglicht wird. Gleichzeitig werden die inneren Organe stimuliert und die Verdauung kann besser arbeiten. Wenn du deine Wahrnehmung vertiefen möchtest, leg deine Hand sanft auf deinen Bauch und spüre, wie er sich beim Einatmen hebt und beim Ausatmen wieder senkt.

Mit dieser Atemtechnik kannst du also nicht nur besonders schnell und leicht in eine angenehme Ruhe kommen – sie trainiert zudem deine Lungenkapazität, was deiner Regeneration zugutekommt.

Trance: Meditation für einen seligen Schlaf

Meditation ist insbesondere aus dem asiatischen Raum bekannt, etwa im Buddhismus, Hinduismus und anderen fernöstlichen Religionen. Gängige und auch im Westen praktizierte Formen sind beispielsweise die Transzendentale Meditation, Visualisierungen oder Zen. Tai-Chi, Qigong, Yoga, aber auch asiatische Kampfkünste integrieren meditative Prozesse. Sie alle helfen dabei, den Geist zu fokussieren und zu beruhigen, und haben nachweislich ähnliche positive Effekte auf das Schlafen wie die Meditation.[67]

Spürbar wirksam

Es gibt eine Reihe von Untersuchungen, die die Wirksamkeit von Meditationen belegen. Meditieren aktiviert beispielsweise den Vagusnerv. Dadurch sinken Herzfrequenz und Blutdruck – Körper und Geist können sich beruhigen.[68] Es wirkt sich auch positiv auf den Hormonhaushalt aus. Gerade in stressigen Phasen normalisiert sich dadurch der Cortisolhaushalt, und Entzündungsreaktionen im Körper werden reduziert. Dafür werden die »Wohlfühlhormone« – Endorphine und Serotonin – vermehrt freigesetzt.[69] Menschen, die regelmäßig meditieren, haben ein höheres Level an Melatonin als Menschen, die nicht meditieren, und leiden seltener an Depressionen.[70] Meditation aktiviert die Gehirnregionen, die für Konzentration und Gedächtnis verantwortlich sind. Durch Meditation nehmen außerdem die Verbindungen der Nervenzellen unter anderem im Bereich des Frontalhirns und des Hippocampus zu. Beide Hirnregionen sind an der Verarbeitung von Emotionen beteiligt.[71]

Du siehst also: Meditieren kann viele positive Effekte haben. Du kannst sie für dich nutzbar machen – und dein regelmäßiger Einsatz dafür sind 10 bis 20 Minuten pro Tag. Ich finde, die Kosten-Nutzen-Rechnung fällt eindeutig zugunsten der Meditation aus!

Natürlich kannst du zu jedem Zeitpunkt meditieren – wann immer du fühlst, dass es dir guttun würde. Es spricht allerdings einiges dafür, dass eine Meditation morgens und/oder abends die besten Effekte hat: Denn dann sind wir dem Alpha-Zustand nahe, unser Hirnwellenmuster ist also etwas langsamer als normalerweise untertags. Das ist so ähnlich wie beim Tagträumen, daher ist es leichter, in die Ruhe der Meditation zu sinken. Wenn du abends zum Entspannen meditierst, kann es durchaus passieren, dass du dabei müde wirst oder sogar einschläfst – was ja an sich ein sehr schöner Effekt ist. Mach dich daher am besten schon vorher bettfertig, damit du nur noch ins Bett krabbeln musst oder einfach liegen bleiben kannst.

Gerade als Einsteiger ist es wichtig, für die Meditation einen ruhigen, ungestörten Ort zu haben. Wenn du nicht allein lebst, sag den anderen Bescheid oder häng ein Bitte-nicht-stören-Schild an die Tür. Wenn du etwas geübter bist, wirst du im Grunde überall und jederzeit meditieren können. Meditieren kannst du im Liegen oder im Sitzen auf dem Boden, auf einem speziellen Meditationskissen, im Bett oder auf einem Sessel, ganz wie du magst.

Hast du schon eine der beschriebenen entspannenden Atemtechniken ausprobiert oder sogar schon in deine tägliche Routine integriert? Dann bist du gar kein Anfänger mehr, denn das sind bereits »Mini-Meditationen«. Bei vielen Meditationen fokussierst du dich auf deinen Atem.

Wenn du der Meditation eine Chance geben willst, mach gerne mit bei den folgenden Übungen! Um noch tiefer einzusteigen und mehr Techniken zu erlernen, bietet sich der Besuch eines Meditationskurses an. Für zu Hause gibt es jede Menge Videos und Apps zum Thema Meditation und Achtsamkeit. Frag mal bei deiner Krankenkasse nach: Manche Apps kannst du eine Zeit lang kostenlos testen beziehungsweise bekommst sogar den Kaufpreis erstattet, auch Präventionskurse haben viele im Angebot. Am Anfang kannst du auch geführte Meditationen nutzen, dann brauchst du nichts lesen oder verstehen, sondern kannst dich einfach auf die Anweisungen des Sprechers einlassen. Über den abgebildeten QR-Code kommst du zu einer solchen Meditation, die dir beim Einschlafen helfen soll. Du findest solche Meditationen auch auf YouTube, in manchen Meditations-Apps oder bei Streamingdiensten.

Sanfte Entspannung

Mach es dir bequem, schließ die Augen. Atme tief durch die Nase ein und aus, entspann dich. Noch ein zweites Mal tief ein- und ausatmen und entspannen. Und ein drittes Mal. Mit jedem Atemzug sinkst du tiefer in diesen Zustand der angenehmen Entspannung. Du lässt deine Gedanken dabei einfach kommen und gehen, lässt sie einfach vorbeiziehen und deine Aufmerksamkeit bleibt beim Atem. Diese kleine Meditation darfst du fortsetzen, solange du magst, gerne auch die empfohlenen 20 Minuten lang.

Das Augenschließen alleine führt schon dazu, dass deine Hirnwellen sich verlangsamen, und das bewusste, tiefe Atmen führt zu einer Beruhigung deiner Herzfrequenz. Das Fokussieren auf den Atem hat insgesamt eine entspannende Wirkung auf unseren Körper und Geist.

Im Hier und Jetzt

Atme ruhig durch die Nase ein und aus, und noch ein zweites Mal. Nimm nun drei Dinge wahr, die du gerade sehen kannst. Schließe dann die Augen, atme erneut zweimal bewusst durch die Nase ein und wieder aus. Nimm nun drei Dinge wahr, die du im Moment hören kannst. Atme dabei ruhig weiter. Dann atmest du wieder zweimal bewusst ein und aus und nimmst drei Dinge wahr, die du jetzt fühlen kannst. Mach noch ein paar tiefe Atemzüge, öffne dann die Augen. Spür nach, wie es dir jetzt geht.

Diese kleine Meditation bringt deine Konzentration und deinen Fokus wieder ins Hier und Jetzt. Bei dieser Übung aktivierst du nacheinander deine Wahrnehmungskanäle und fokussierst dich darauf. Sie eignet sich nicht nur abends für die Schlafvorbereitung, sondern generell zum Stressabbau, wenn du zum Beispiel im Gedankenkarussell festhängst – also in der Vergangenheit oder in der Zukunft. Oder vielleicht bist du schweißgebadet aus einem Albtraum hochgeschreckt, dein Puls rast und du weißt gar nicht so recht, wo du bist. Die Übung verbindet dich mit der Realität und beruhigt deinen Geist. Mach sie vor dem Einschlafen, aber gerne auch mal in der Mittagspause am Arbeitsplatz oder noch besser: auf einer Bank in der Sonne.

Bodyscan light

Leg dich bequem auf dein Bett. Atme langsam und ruhig ein und aus. Bei jedem Atemzug stellst du dir vor, dass dein Körper angenehm schwer wird. Beim nächsten Ausatmen entspannst du bewusst all deine Gesichtsmuskeln. Lass den Kiefer locker, die Zunge liegt entspannt im Mund und du darfst deine Lippen leicht öffnen. Konzentriere dich nun auf deinen Nacken und deine Schultern, lass die Muskeln einfach locker. Jeder einzelne Muskel ist voll und ganz entspannt. Diese Reise kannst du nun Stück für Stück fortsetzen, in die Arme, die Handgelenke, die Hände, die Finger und über den Rücken in die Beine, die Füße, die Zehen. Jeder einzelne Muskel ist voll und ganz entspannt … und im Idealfall schlummerst du nun selig ein.

Unsere Muskeln im Nacken- und Schulterbereich sind oft extrem verspannt, wenn wir gestresst sind. Vielleicht kennst du es von dir selbst, dass du die Schultern verkrampft hochziehst oder die Hände zu Fäusten ballst, ohne es richtig zu merken. Viele Menschen pressen auch die Zunge oben an den Gaumen. Mit dieser einfachen und kurzen Bodyscan-Variante kannst du für mehr Entspannung sorgen.

Der Bodyscan hat seine Wurzeln im Buddhismus und wurde später bekannt durch den Arzt Jon Kabat-Zinn.[72] Normalerweise dauert er viel länger – über den QR-Code kommst du zu einer ausführlicheren Variante. Während des Zweiten Weltkriegs entwickelte das US-Militär bereits eine einfachere Variante für Piloten, weil Schlafmangel zu Stress und Fehlern führen kann. Nach sechs Wochen konsequentem Einüben waren 96 Prozent der Piloten in der Lage, innerhalb von zwei Minuten nach der Übung einzuschlafen – sogar im Sitzen und bei lauten Umgebungsgeräuschen klappte es zügig.[73]

Entspannung für die Muskeln

Leg dich ganz bequem ins Bett, schließ die Augen und atme bewusst drei-, viermal ein und aus. Beim nächsten Einatmen spannst du die Muskeln an, bis du ein leichtes Ziehen verspürst. Du ballst die Hände zu Fäusten und spannst die Muskeln in deinen Ober- und Unterarmen an. Zum Schluss ziehst du ganz fest die Schultern in Richtung Ohrläppchen. Spann nun auch alle Muskeln in deinen Beinen an. Halte diese Muskelspannung, bis du vollständig eingeatmet hast – und lass beim tiefen Ausatmen alle angespannten Muskeln locker. Spür nach, wie sich dein Körper jetzt anfühlt. Wiederhole das Ganze drei- oder viermal und nimm dir immer etwas Zeit zum Nachspüren.

Mit dieser Übung kannst du deinem Körper helfen, leichter einzuschlafen, indem du ihm durch das bewusste Anspannen und anschließende Loslassen der einzelnen Muskeln das Signal sendest, dass es nun Zeit zum Entspannen ist. Vielleicht fühlst du dich danach lockerer, wohlig und warm, womöglich prickelt es auch hier und da ein bisschen oder du hast das Gefühl, die nötige Bettschwere zu haben. Durch die Fokussierung auf deine Körperwahrnehmung rückt auch dein Gedankenkarussell Stück für Stück in weite Ferne …

Smarter schlafen: Mit Hightech in den Tiefschlaf

Möchtest du mehr über deinen Schlaf wissen, gibt es dafür eine Reihe von Schlaftrackingsystemen. Die smarten Lösungen sammeln Daten über die Einschlafzeit, den nächtlichen Schlafzyklus, also Beginn und Ende der jeweiligen Schlafphasen, die Schlafdauer sowie die Aufwachzeit. Manche können uns am Abend daran erinnern, wann es Zeit ist, sich auf den Schlaf vorzubereiten, helfen bei der Entspannung und Etablierung einer Abendroutine. Da viele von ihnen auch tagsüber Daten sammeln können und uns zu mehr Bewegung im Alltag sowie Erholung und Entspannung animieren, lassen sich aus den Ergebnissen indirekt Effekte von Sport, Meditation oder Stress ableiten.

Professioneller Blick auf den Schlaf

Die Trackingsysteme, die es heutzutage gibt, sind längst nicht unfehlbar, denn sie ziehen aus einigen wenigen Informationen Rückschlüsse auf deine Schlafqualität. Wenn du es genauer wissen willst, musst du ins Schlaflabor gehen und einige Tests machen lassen.

Polysomnografie. Sie ist gewissermaßen der Goldstandard der schlafmedizinischen Diagnostik. Diese umfangreiche Schlafanalyse bekommst du in einem Schlaflabor, das deine Hirnwellen mittels Eletroenzephalografie (EEG), deinen Muskeltonus mittels Elektromyografie (EMG) und die Augenbewegungen über Elektrookulografie (EOG) erfasst und deine Atmung, deine Herz- und Kreislauffunktion und sogar per Videokamera deine Schlafpositionen und Geräusche aufzeichnet. Das klingt sehr aufwendig, und das ist es auch. Ein weiterer Nachteil: Die Untersuchung findet in einer ungewohnten Umgebung und mit teils unbequemen »Installationen« am Körper statt, also Elektroden zur Ableitung der Hirnströme, EKG-Messgeräten, Verkabelungen und Schläuchen et cetera. Es empfiehlt sich daher, mindestens zwei bis drei Nächte im Schlaflabor einzuplanen, damit die Ergebnisse valide werden.

Portable Polygrafiesysteme. Für eine vereinfachte Analyse zu Hause gibt es tragbare Systeme, die den Atemfluss, die Atmungsanstrengung, die Sauerstoffsättigung und die Pulsfrequenz erfassen. Sie werden vor allem zur Diagnostik von atmungsbedingten Schlafstörungen wie Schnarchen und Schlafapnoe genutzt. Nach einer kurzen Einführung zum richtigen Umgang mit den Gerätschaften dürfen die Patienten in ihrer gewohnten Umgebung zu Hause schlafen. Aber ein paar Kabel und Schläuche gibt es hier auch, es ist also etwas gewöhnungsbedürftig. Danach bringt man das portable System zurück zum behandelnden Arzt, wo die gesammelten Daten ausgewertet werden.

Tracker mit Körperkontakt

Mithilfe von Wearables beobachten wir unsere Aktivität rund um die Uhr, unter anderem anhand von Hirnwellen, Herzfrequenz, Herzratenvariabilität, Körpertemperatur, Bewegung und Atmung, und die dazugehörigen Apps können daraus Rückschlüsse auf alles Mögliche ziehen. Die beiden folgenden Trackingsysteme sind nach meiner Erfahrung die genauesten.

Nambaya. Das kleine Messgerät ist ein EKG-Rekorder mit integriertem 3-D-Beschleunigungssensor. Es wird auf den Brustkorb aufgeklebt, leitet ein Elektrokardiogramm (EKG) ab und man kann über die Analyse der Herzfrequenz, Herzratenvariabilität und Atmung Rückschlüsse auf die Anstrengungen des Tages und die Schlafqualität ziehen.[74]

Oura-Ring. Dieser Tracker kommt in Form eines Rings daher, der Tag und Nacht am Mittelfinger oder Ringfinger getragen werden kann und Daten zur Körpertemperatur, Herzfrequenz, Herzratenvariabilität sowie Körperbewegung ableitet, was Rückschlüsse auf den

Aktivitätsgrad untertags und die Schlafqualität erlaubt. Diesen Ring nutze ich selbst und empfinde ihn als angenehm zu tragen. Allerdings stelle ich bei den erfassten Daten auch selbst manchmal Fehler fest, wenn etwa das Gerät aufgezeichnet hat, ich hätte geschlafen, obwohl ich eigentlich noch im Bett gelesen habe.

Darüber hinaus gibt es Schlaftrackingsysteme in Smartwatches oder Fitnessarmbändern von unterschiedlichen Herstellern, und sogar in spezielle Stirnbänder sind Messgeräte eingebaut, die den Schlaf überwachen und tracken sollen.[75]

Tracking mit Abstand

Wer keine Wearables mag und nur einen groben Überblick über sein Schlafverhalten erhalten möchte, kann ein Trackingsystem am oder neben dem Bett installieren. Es gibt spezielle Bänder, die zwischen Matratze und Bettlaken kommen, sowie Sensorplatten oder Matten, die zwischen Matratze und Lattenrost platziert werden.[76] Auch das Smartphone kann als Schlaftracker ohne weiteres Zubehör fungieren. Mittlerweile sind diese Funktionen im Betriebssystem eingebaut, etwa die Samsung Health App[77] oder die Funktion »Schlafenszeit« auf dem iPhone,[78] die mit der systemeigenen Health App zusammenarbeitet. Es gibt in den App Stores aber auch eine ganze Reihe von speziellen Schlaf-Apps mit unterschiedlichen Features. Was sie alle gemeinsam haben: Die Auswertungen sind eher rudimentär, was aber in der Natur der Sache liegt. Aufgrund der eingeschränkten Datenqualität unterliegen die Rückschlüsse auf die Schlafphasen und die Schlafqualität einer gewissen Schwankungsbreite.

Logischerweise macht es einen Unterschied, ob du die Nacht voll verkabelt und videoüberwacht im Schlaflabor verbringst, ob du über ein zusätzliches Messgerät an deinem Körper Daten sammelst oder ob einfach nur dein Smartphone mit eingeschalteter App neben deinem Kopfkissen oder sogar auf dem Nachttisch liegt. Aber für erste Anhaltspunkte kann es manchmal ausreichen und den Ausschlag geben für eine genauere Untersuchung.[79]

Auf dem Weg der Besserung

Ein erfolgreicher Unternehmer kam mit starker Müdigkeit und Abgeschlagenheit zu mir ins Coaching. Er konnte seine Leistung nicht mehr erbringen, kam morgens vor Müdigkeit kaum aus dem Bett. Dabei gab er an, jede Nacht sieben bis siebeneinhalb Stunden zu schlafen. Er konnte sich auch nicht erinnern, dass er nachts besonders häufig aufgewacht wäre oder lange wach gelegen hätte. Es war ihm ein absolutes Rätsel, warum er sich jeden Morgen wie erschlagen fühlte.

Ich schlug ihm daher vor, dass er zu Hause ein paar Nächte seinen Schlaf tracken sollte, damit wir gemeinsam eine erste Einschätzung vornehmen konnten. Sollten die Ergebnisse nicht aussagekräftig genug ausfallen, könnte er eine Untersuchung im Schlaflabor durchführen lassen. Die Schlafanalyse in Eigenregie brachte Licht ins Dunkel: Seine Tiefschlafphasen waren in den meisten Nächten entweder sehr kurz oder gar nicht vorhanden. Stattdessen verbrachte er sehr lange Phasen im Leichtschlaf, die Traumschlafphasen waren fast normal. Das erklärte so einiges. Durch seinen gestörten Schlaf verpasste er die für die Regeneration so wichtigen Phasen tiefer Entspannung, in der die Energiereserven wieder aufgebaut werden. Kein Wunder, dass er sich müde und antriebslos fühlte!

Wir begannen zunächst, seinen Tiefschlaf zu verbessern: Kaffee und Alkohol waren ab sofort tabu. Er verbrachte mehr Zeit im Tageslicht und integrierte mehr Sport in seinen Tagesablauf. Er probierte verschiedene Methoden zum Stressmanagement und Atemtechniken aus und veränderte seine Mediennutzung. Er setzte während des abendlichen Medienkonsums eine Blaulichtfilterbrille auf und legte das Smartphone spätestens eine Stunde vor dem Schlafengehen beiseite. Die Beleuchtung in seiner Wohnung war insgesamt zu grell, vor allem im Badezimmer. Hier nahm er entsprechende Veränderungen vor, um die Melatoninbildung zu unterstützen.

Mit jeder Veränderung verbesserte sich sein Schlaf und allmählich kam auch die Erholung zurück. Das belegten auch die Trackingdaten. Doch das Stressmanagement brachte den wahren Durchbruch. Der Unternehmer stand Tag für Tag unter immensem Druck, er nahm lange Arbeitstage in Kauf und ignorierte viel zu lange die Signale seines Körpers. Er konnte abends nicht zur Ruhe kommen. Nachdem wir seinen Stressantreiber, den Glaubenssatz »Sei stark«, identifiziert hatten, konnten wir einige Veränderungen in seiner Grundhaltung einleiten. Musste er wirklich immer »stark sein«? Oder könnte es zu einer Stärke werden, die Mitarbeiter mehr einzubeziehen, Verantwortung zu übertragen, Aufgaben auf mehrere Schultern zu verteilen und damit den Teamgedanken zu fördern? Das alles war neu für ihn, zeigte aber positive Effekte, denn das Arbeitsklima in seinem Unternehmen verbesserte sich und der Druck wich merklich von seinen Schultern. In weiteren Schritten formulierten wir den Glaubenssatz für ihn positiv um, sodass er deutlich weniger Stress im Alltag empfand, leichter entspannen konnte und sein Schlaf weiter an Qualität gewann.

Digitales Fleißbildchen

So mancher braucht Tatsachen schwarz auf weiß. Für diesen Fall sind Trackingsysteme eine Lösung. Ganz wichtig dabei: Das Tracking ist nicht dazu da, dir eine bequeme Ausrede zu liefern, warum du gerade leider ein Leistungstief hast. Nutz die Ergebnisse, um deine Schlafhygiene zu verbessern, indem du entsprechende Maßnahmen bei der Schlafvorbereitung, deiner Tagesplanung, deinem Stressmanagement und deinem Lebensstil ergreifst. Von nichts kommt eben nichts, um mal wieder einen Spruch aus der Schlaue-Redensarten-Kiste zu bemühen.

Allgemeine Informationen sammeln. Wann gehst du ins Bett? Gehst du regelmäßig zur selben Zeit schlafen? Wie lange dauert es, bis du einschläfst? Wie lang sind deine Schlafphasen jeweils? Wachst du nachts auf? Wann stehst du auf und wie lange hast du insgesamt geschlafen? Angesichts dieser Statistiken kannst du Veränderungen an deinem Verhalten vornehmen, etwa eine Stunde früher ins Bett gehen.

Subjektives Erleben bestätigen. Anhand der gesammelten Daten kannst du weitere Rückschlüsse ziehen, da du eine Bestätigung deiner subjektiven Wahrnehmung bekommst beziehungsweise dein Schlafverhalten mit deinem Wohlbefinden in Bezug setzen kannst. Stimmt dein subjektives Empfinden mit den Trackingdaten überein? Bei mir passen die Daten des Oura-Rings in den meisten Fällen gut zum persönlichen Erleben. Alexander Herrmann fühlte sich zwar subjektiv fitter, wenn ihm die Daten einen guten Tiefschlaf bescheinigten, auch wenn die gesamte Schlafdauer zu wünschen übrig ließ. Doch sein Trackingarmband störte beim Schlafen eher. Solche Beschwerden über den Tragekomfort höre ich nicht zum ersten Mal.

Unregelmäßigkeiten im Blick behalten. Solltest du Schwankungen in den Daten feststellen, überleg dir, ob es etwas am Vortag gab, das anders war als sonst, und überlege, ob du etwas an deinem Verhalten tagsüber verändern könntest, um deinen Schlaf zu verbessern. Manche Trackingsysteme helfen dir dabei, da sie den ganzen Tag entsprechende Daten sammeln. Es gibt kaum etwas, das sich heutzutage nicht tracken ließe. Hast du noch spätabends anstrengenden Sport gemacht? Hast du nicht ausreichend Tageslicht getankt? Hast du zu spät oder zu viel oder zu ungesund gegessen? Hast du am Vorabend Alkohol getrunken, weil es etwas zu feiern gab? Wann hast du den letzten Kaffee oder Energydrink getrunken? Wann hast du gestern das Smartphone aus der Hand gelegt oder den Fernseher ausgeschaltet?

Weitere Unterstützung suchen. In manchen Fällen sollten bei dir die Alarmglocken läuten, das heißt, du solltest weitere Ursachenforschung in professioneller Begleitung betreiben. Das gilt bei einer Schlafstörung, bei Müdigkeit, Abgeschlagenheit, Antriebslosigkeit oder Konzentrationsschwäche ohne erkennbare Ursache, die du allein durch eine Änderung deines Schlafverhaltens nicht in den Griff bekommst. In solchen Fällen gehst du am besten zum Arzt und lässt mögliche medizinische Ursachen klären, zum Beispiel Schnarchen, Schlafapnoe, Restless-Legs-Syndrom, veränderte Laborwerte, Unverträglichkeiten, Allergien, neurologische oder psychische Erkrankungen et cetera.

Ja, Schlaftracking ist kleinteilig, aber auf diese Weise kommst du wie ein Detektiv mit der Zeit deinen persönlichen Schlafsaboteuren auf die Spur und kannst effektiv etwas für deinen Schlaf tun. Anhand der Daten kannst du nämlich auch ablesen, was du mittlerweile schon erreicht hast, was du besser machst, zum Beispiel früher als sonst oder relativ regelmäßig ins Bett gehst, länger schläfst, tiefer schläfst et cetera. So machst du dir bewusst, dass du wirksame Maßnahmen ergriffen hast, um deinen Schlaf zu verbessern, und darüber darfst du dich natürlich gerne freuen!

Manche Leute gehen das Tracken aber meiner Meinung nach zu verkrampft an und sind schnell gefrustet, wenn sich nicht sofort ein »Erfolg« einstellt. Probier die Apps und Hilfsmittel ohne große Erwartungshaltung aus. Entscheide dann, ob dir das wirklich etwas bringt oder nur mehr Stress oder Druck verursacht. Du kannst deine Fortschritte auf dem Weg zu mehr erholsamem Schlaf auch oldschool »tracken«. Das ist nicht so präzise, aber dennoch hilfreich: Schreib dir jeden Tag mindestens drei Dinge auf, die du für deinen Schlaf getan hast. Oder notiere dir nach dem Aufstehen, wie du dich im Moment fühlst, und ergänze deine Aufzeichnungen nach deiner Morgenroutine. Vielleicht führst du ohnehin schon Tagebuch, nutzt ein Bullet Journal oder Ähnliches – da lässt sich der Aspekt Schlafhygiene doch super integrieren!

Geisterstunde: Schlafunterbrechungen seelenruhig nutzen

Nachts wach zu werden ist etwas ganz Natürliches. Es passiert sogar bei vielen von uns mehrmals pro Nacht, ohne dass wir es bemerken. Manchmal wachen wir richtig auf und es kann auch mal Nächte geben, in denen wir nicht einschlafen können oder insgesamt nur wenig schlafen. Wenn du wach bist, bist du wach. Daran kannst du nichts ändern. Wenn du merkst, dass du nicht mehr einschlafen kannst, mach das Beste daraus. Steh auf jeden Fall auf, damit du dein Bett nicht auf Wachliegen oder Frust ankerst. Nutz diese Zeit für einen Gang zur Toilette, um etwas zu trinken oder um deinen Geist mit einer Mentaltechnik zu beruhigen. Du könntest auch etwas Beruhigendes lesen, beten, meditieren oder eine Atemübung machen. In vielen Fällen wird sich die Müdigkeit wie von selbst wieder einstellen – und dann kannst du dich wieder schlafen legen.

Der Stoff für die Träume

Die Art, wie du deinen Tag verbringst, hat Auswirkungen auf dein Traumleben. Oft sind es – ganz allgemein gesprochen – Stressfaktoren in der Beziehung, in der Familie, in der Arbeit, im Verein, im Freundeskreis, die dein Unterbewusstsein nachts beschäftigen, weil du die Informationen des Tages verarbeitest. Du hast Lampenfieber, weil du am nächsten Tag einen großen Auftritt oder eine wichtige Präsentation hast oder eine Prüfung absolvieren musst. Es gibt derzeit Streit in der Familie, im Freundeskreis, bei der Arbeit. Du bist unter Druck, weil ein Abgabetermin ansteht und du deinem Zeitplan hinterherhetzt. Du machst dir Sorgen, weil eine geliebte Person Probleme hat oder schwer krank ist. Oder es hat eine Veränderung in deinem Umfeld gegeben, die dich nachhaltig beeinflusst.

Oft können wir uns gar nicht konkret an den Albtraum erinnern. Wir schrecken schweißgebadet hoch, das Herz rast wie verrückt, manchmal laufen uns sogar Tränen über die Wangen, und wir wissen im ersten Moment weder, wie uns geschieht, noch wo wir uns befinden. Wir wissen aber zumindest, dass das gerade ein Traum war. Doch manchmal sind Träume dermaßen nah an der Realität, dass kurz der Gedanke hochkommt: »Moment mal … ist das gestern *wirklich* passiert oder habe ich das nur geträumt?« Das Resultat ist aber dasselbe: Unsere Emotionen überwältigen uns, wir sind innerlich total aufgewühlt, haben uns in einer Traumwelt verfangen, die uns nach dem Aufwachen gar nicht richtig loslassen will.

Zurück zum Schlaf

Was die Bedeutung deiner Träume angeht – dabei kann ich dir leider nicht weiterhelfen. Bei diesem Thema sehe ich mich nicht als Fachmann, dafür gibt es jede Menge Bücher und Spezialisten. Ich bin eben Schlafexperte, kein Traumexperte. Doch Albträume rauben uns natürlich den Schlaf und damit Energie, keine Frage.

Realität wahrnehmen. Wenn du einen Albtraum hattest, ist es wichtig, dass du schnell wieder zu dir kommst. Dafür reicht manchmal schon etwas ganz Simples. Setz dich behutsam im Bett auf, stell die Füße auf den Boden und atme ein paarmal bewusst tief ein und aus. Spür deinen Atem, wie er fließt. Deine Fußsohlen, wie sie aufliegen. Wie sich der Untergrund anfühlt. Oder konzentriere dich auf deine Hände: Sind sie kalt oder warm? Wie fühlt sich dein Handrücken an? Wie die Innenflächen? Und deine Finger? Manchmal reicht das schon, um dich zu beruhigen. Dann kannst du dich wieder hinlegen und weiterschlafen.

Körper spüren. Ansonsten steh auf, geh langsam ein paar Schritte, verlass das Schlafzimmer, trink etwas stilles Wasser. Ganz langsam, Schluck für Schluck. Verteile das Wasser erst im ganzen

Mund, konzentriere dich auf die Kühle, den Geschmack, das Gefühl in der Mundhöhle. Dein Geist ist fokussiert auf den Trinkvorgang statt auf die negativen Gedanken und Emotionen. Das bringt deine Aufmerksamkeit von der imaginären Traumwelt, die deine Gedanken noch fesselt, zurück ins Hier und Jetzt. Du erlebst deinen Körper, kommst wieder in der realen Welt an.

Emotionen loswerden. Bist du immer noch aufgewühlt, versuch es bei dezenter Beleuchtung mit einer Atemübung oder schreib alles, was dich gerade innerlich bewegt, in ein Notizbuch und trenne dich auf diese Weise für den Rest der Nacht davon.

Wirst du häufiger von Albträumen heimgesucht, identifiziere belastende Situationen in deinem Alltag, die eventuell ein Auslöser sein könnten. Vielleicht siehst du eine Möglichkeit, etwas zu verändern und die schlechten Träume zu verhindern. Entspannungsübungen kannst du nutzen, um tagsüber besser mit Stress umzugehen und abends ruhiger in den Schlaf zu finden. Sollte dich ein ganz bestimmter, wiederkehrender Albtraum dauerhaft vom Schlafen abhalten, nimm Kontakt zu einem Psychotherapeuten auf, der dir bei der Suche nach der eigentlichen Ursache und bei der Aufarbeitung des zugrunde liegenden Problems weiterhelfen kann.

»Mentales wird Reales!
Deine Gedanken regeln alles.«

Sternekoch Alexander Herrmann

Dass er eines Tages ein bekannter Starkoch sein würde, hätte sich Alexander Herrmann zu Beginn seiner Karriere wohl nicht träumen lassen. In seinen Erfolg ist er »einfach reingerutscht«, sagt er selbst. Aber natürlich ist so etwas ohne absolute Spitzenleistung und permanente Performance nicht möglich. Die Tatsache, dass das Fernsehen eines Tages auf ihn aufmerksam wurde, ist für ihn ebenfalls ein Glücksfall: »Das war natürlich ein Push«, erklärt er. Seit 1997 ist er regelmäßig in Fernsehsendungen und Kochshows zu sehen. Extrem ambitioniert war Alexander jedoch von Anfang an. Schon während der Lehre steckte er sich ein hohes Ziel: Er wollte der jüngste Dreisternekoch Deutschlands werden. Das hat zwar leider noch nicht ganz geklappt – es sind aktuell zwei Sterne –, hat aber nichts am Elan des begeisterten Gourmetkochs geändert.

Früher musste Alexander mit unregelmäßigen Arbeitszeiten und einem späten Feierabend umgehen lernen – heute steht er gar nicht mehr selbst in der Küche. Dafür beschäftigen den Unternehmer andere typische Herausforderungen: mit Beschwerden von Gästen umgehen, Mitarbeiter führen, wichtige unternehmerische Entscheidungen treffen et cetera. Als Fernsehkoch und Vortragsredner sieht er sich auch mit Lampenfieber konfrontiert und muss nach aufreibenden Auftritten wieder zur Ruhe kommen können.

Bei der Beurteilung seiner Schlafqualität hat Alexander für sich ein System mit einer subjektiven prozentualen Skala entwickelt: Alles über 80 Prozent ist schon gut, 100 Prozent wäre komatöses Schlafen ohne Erinnerung an Träume. »Ich frage mich jeden Morgen: Wie hast du geschlafen? Ich meine, es gibt Zeiten, da wachst du morgens auf und hast den Eindruck, ein Panzer ist über dich gerollt. Das hat natürlich nichts mit dem Schlafen zu tun, sondern rein die mentale Anstrengung, die dich davon abhält, in den Tiefschlaf zu fallen.« Zum Thema Schlafmangel weiß er aus Erfahrung: »Zwei Tage hintereinander unter sechs Stunden Schlaf – das ist immer schwierig, da hast du Wortfindungsstörungen. Da merkst du einfach, dass dein Kopf so ein Stückchen langsamer wird.«

Seit der Coronapandemie hat sich sein Schlafverhalten geändert. »Vor allem seit dem Lockdown schlafe ich regelmäßig über acht Stunden«, erzählt er. »Neulich habe ich sogar zwei Nächte hintereinander zehn Stunden geschlafen. Das habe ich zum letzten Mal vor 20 Jahren gemacht! Ich dachte schon, ich muss zum Arzt, weil ich irgendwie krank bin.« Alexander hat mittlerweile den natürlichen Rhythmus seines Körpers akzeptiert und geht dementsprechend zeitig ins Bett.

Smart Devices zum Schlaftracking kennt Alexander auch, den Armbändern konnte er allerdings vom Tragekomfort her nichts abgewinnen. Sie störten ihn eher beim Schlafen. Dennoch konnte er einen Effekt feststellen: Der prüfende Blick am nächsten Morgen auf die geschlafenen Stunden oder die Zeit im Tiefschlaf hatte Auswirkungen auf seine Fitness. Wenn er morgens sah, dass er sehr viel Tiefschlaf abbekommen hatte, fühlte er sich gleich besser, selbst wenn die Schlafdauer weit unter acht Stunden lag. Womöglich war es nur ein Placeboeffekt, aber es half ihm, gut gelaunt und mit einem ausgeruhten Gefühl in den Tag zu starten. Auch und vor allen Dingen als Chef. »Ich messe meine Mitarbeiter nicht an Fehlern, obwohl wir das in unserer Gesellschaft schon in der Schule lernen. 95 Prozent aller Fehler, die passieren, sind sowieso egal. Das sollten wir mal festhalten. Wir machen Erfolge gerne klein. Das Gute wird immer vergessen, das heißt, wir arbeiten nicht, um Großartiges zu schaffen, sondern um Fehler zu vermeiden – und das ist die falsche Haltung. Mentales wird Reales, sage ich immer. Deine Gedanken regeln alles.« Alexander akzeptiert Fehler und Schwächen bei sich und bei anderen, versucht, sie zu verringern, aber er konzentriert sich vor allen Dingen auf den Ausbau der wahren Stärken. Darauf liegt der Fokus. Warum? »Ein Fehler ist nicht das Gegenteil von Erfolg, sondern ein Teil des Erfolgswegs.«

Als »Handwerker am Herd«, wie er sich selbst bezeichnet, war Alexander früher oft im Teilzeitdienst tätig, den es heutzutage so gut wie gar nicht mehr gibt: Nach vier Stunden Arbeit folgten drei Stunden Freizeit, dann wieder vier Stunden Arbeit. In der längeren Pause konnte er ein bisschen entspannen und hat sich auch mal kurz hingelegt, um sich auszuruhen. Denn so richtig sinnvoll nutzen, etwa für Hobbys oder soziale Kontakte, ließ sich diese Zeitspanne seiner Meinung nach nicht. Damals entstand auch ein Entspannungsritual, das er bis heute zelebrieren kann: Immer wenn die Arbeit beendet war, setzten sich alle auf ein gemeinsames Bier zusammen. »Wenn ich jetzt ein Bier trinke, schaltet mein Körper sofort auf Entspannung«, beschreibt Alexander die Reaktion, die er über Jahre in seinem Körper verankert hat. »Es ist aber nicht das Bier als solches, sondern eher das Zusammensitzen. Wir haben den Tag Revue passieren lassen und auch schon geplant, was morgen gebraucht wird.«

Alexander schaltet am besten ab, indem er sich Zeit für sich nimmt und auf den Tag zurückblickt. »Nach einem Vortrag oder einer tollen Bühnenshow herrscht eine Art von Euphorie – und meist fällt es schwer, das zu teilen. Man muss aufpassen, dass man sich dann nicht selbst kleinredet oder das als selbstverständlich ansieht. Sondern sich selbst sagen: Das war eine tolle Zeit!« Doch manchmal schwirrt ihm auch Negatives durch den Kopf und das Gedankenkarussell dreht und dreht sich. Für solche Fälle hat er ebenfalls eine bewährte Strategie: »Wenn ich zu viele Gedanken habe, dann habe ich einen Satz, den ich seit über 40 Jahren zu mir selber sage: Morgen ist Weihnachten! Ernsthaft, ich liege im Bett und etwas quält mich, und ich weiß genau, ich kann es jetzt ohnehin nicht lösen – und will es auch gar nicht im Moment. Dann sage ich das zu mir, weil die Weihnachtsvorfreude für mich als Kind so toll war«, verrät Alexander sein persönliches Schlafmantra, das er ununterbrochen wiederholt, um keine Chance zu haben, »über den anderen Scheiß nachzudenken«.

Der Sternekoch achtet auch noch auf andere Faktoren, um die Regeneration seines Körpers und seine Leistungsfähigkeit zu unterstützen. Er versucht, sich weitgehend nach einem Intervallfastenplan zu ernähren, das heißt, wenn möglich 16 Stunden zu fasten, um den Magen-Darm-Trakt zu entlasten. Jeden Morgen nimmt er unter anderem Milchsäurebakterien, Biotin, Selen, ab und zu Alpha-Linolsäure, DHA, Vitamin D und Vitamin B_{12}. Er treibt auch mehr oder weniger regelmäßig Sport – und wenn er mal gedanklich feststeckt, obwohl er eigentlich gerade kreativ sein oder eine Lösung finden möchte, geht er an die frische Luft. Wenn das nicht möglich ist, spaziert er einfach um die Kücheninsel. Er ist sich sicher: »Wenn das Gehirn mit Dingen wie Laufen oder Autofahren beschäftigt ist, hat es Freiraum für Kreativität.« Welches Essen er für einen guten Schlaf empfehlen würde? Seine Antwort darauf ist so simpel wie einleuchtend: lauwarmer Vanille- oder Schokopudding. »Der ist süß, haut aber bei der Kalorienbilanz nicht zu sehr rein und belastet nicht stark.« Und er erinnert Alexander an seine Kindheit, als alles in Ordnung war.

5

Einfach pennen: Jederzeit in den Schlaf finden

Berufsbedingt sind viele Menschen unterwegs, wenn nicht gerade eine Pandemie herrscht. Die einen pendeln Tag für Tag und müssen dafür unter Umständen sehr früh aufstehen oder kommen erst spätabends nach Hause. Andere arbeiten im Schichtdienst und stehen daher vor der Herausforderung, sich Woche für Woche auf einen anderen Schlafrhythmus einzustellen. Viele Jobs erfordern zudem mehr oder weniger lange Reisen zu den unterschiedlichsten Orten der Welt – Jetlag inklusive.

Doch es gibt auch genügend Situationen, die uns den Schlaf rauben, ohne dass wir das Haus dafür verlassen müssen. Frischgebackene Eltern können davon ein Lied singen. Und jeder, der sich schon einmal so richtig über jemanden oder etwas geärgert hat, kennt das Phänomen, dass sich im Bett die Gedanken im Kreis drehen und der ersehnte Schlaf einfach nicht kommen will. Das gilt für Mütter und Väter ebenso wie für Führungskräfte, Mitarbeiter, Trainer, Coaches oder Sportler. Vor Wettkämpfen, wichtigen beruflichen und privaten Entscheidungen oder öffentlichen Auftritten plagen uns Lampenfieber oder Versagensängste. Schlafhygiene und Stressmanagement können dir dabei helfen, solche Großereignisse mit Bravour zu meistern.

Immer unterwegs: Wenn dich der Jetlag niederstreckt

Wenn du zu den Globetrottern zählst, kannst du die folgenden Tricks nutzen, um deinen Körper dabei zu unterstützen, besser mit der Zeitumstellung nach einer Flugreise umzugehen.

Reisen Richtung Westen. Bleib an den Tagen vor dem Abflug abends länger wach. An Bord gilt: wach bleiben! Geh den Gang auf und ab oder spanne im Sitzen deine Muskeln abwechselnd an. Tanke am Zielort möglichst viel Sonnenlicht und pass deine Essgewohnheiten an die dortige Uhrzeit an. Für wichtige Termine ist der nächste Morgen besonders gut geeignet, da du bei Reisen in diese Richtung morgens besonders leistungsfähig bist.

Reisen Richtung Osten. Geh an den Tagen vor dem Abflug immer etwas früher ins Bett. In diesem Fall darfst du dir auf dem Flug ruhig etwas Schlaf gönnen. Verbring am Zielort tagsüber möglichst viel Zeit im Freien. Die Abendsonne gibt deiner inneren Uhr dann das Signal zur Ausschüttung von Melatonin. Wichtige Termine, bei denen du leistungsfähig sein musst, legst du am besten in die Abendstunden.

Für beide Flugrichtungen gilt: Stell deine Uhr auf die Zeit am Zielort ein und nimm den Tagesablauf am Zielort an. Außerdem solltest du – insbesondere im Flugzeug – viel trinken, am besten Wasser. Verzichte möglichst auf Kaffee, Tee, Energydrinks und Alkohol. All diese Getränke können dein Schlafverhalten beeinflussen. Um das Einschlafen in einer neuen Zeitzone zu unterstützen, kannst du ein Melatoninpräparat nutzen. Am besten besprichst du das aber im Vorfeld mit deinem Hausarzt. Wenn du nur für ein oder zwei Tage im Ausland bist, behalte deinen normalen Rhythmus so gut wie möglich bei.

Doch nicht nur bei Auslandsreisen kannst du deinem Schlaf und deiner Regeneration etwas Gutes tun. Bei Inlandsreisen unter zwei Stunden bleibst du am besten einfach wach. Dauert deine Anreise länger, kannst du sie für deine Erholung nutzen – zumal die meisten

Menschen bei einer Abreise am späteren Abend, gepaart mit dem gleichmäßig einschläfernden Rattern im Zug oder dem Schunkeln des Busses beziehungsweise als Beifahrer, irgendwann die Müdigkeit übermannt.

Schlummer to go

Wenn du dein heimisches Bett gegen Bahn, Bus oder Flugzeug eintauschst, hast du recht wenig Einfluss auf die Schlafumgebung. Meist steht dir wenig zur Verfügung oder du musst gar im Sitzen schlafen. Nutze unterwegs Hilfsmittel wie Ohrstöpsel und eine Schlafmaske. Wichtig ist, dass du dich schon zu Hause daran gewöhnst, mit diesen Helfern einzuschlafen, damit es im Ernstfall auch in einer ungewohnten Umgebung gut funktioniert. Deine Schlafmaske sollte nicht direkt auf den Augen aufliegen, sondern diese über entsprechende Wölbungen frei lassen, damit im Traumschlaf die schnellen Augenbewegungen freie Fahrt haben.

In fremden Betten

Im Hotel beziehungsweise in einer fremden Umgebung schlafen wir die ersten ein bis zwei Nächte für gewöhnlich schlechter als zu Hause, weil unser Gehirn in einer Art Vorsichtsmodus ist. Eine Gehirnhälfte bleibt aktiv, wahrscheinlich um auf potenzielle Gefahren reagieren zu können.[80]

Wähle dein Hotel am besten auch anhand der Kriterien Regeneration und Erholung aus. Schau dir vorab über Google Maps, Bewertungsportale oder andere Internetdienste die Umgebung an: Gibt es in der Nähe einen schönen Park, ein Wäldchen, einen See, einen Fluss zum Spazierengehen und Abschalten? Oder eine interessante Lauf- oder Wanderstrecke? Gibt es im Hotel Angebote zum Relaxen wie Sauna, Wellnessbereich, Schwimmbecken et cetera? Solch eine Unterkunft ist einem Hotel an der Hauptstraße vielleicht vorzuziehen. Manches kannst du nicht beeinflussen, etwa die Lage des Zimmers an einer verkehrsreichen Straße oder direkt neben den Aufzügen. Erkundige dich trotzdem bei der Buchung nach etwaigen Lärmquellen, Klimaanlagen und Lichtverhältnissen. Du kannst auch vorsichtshalber deine Blaulichtfilterbrille, Schlafmaske und Ohrstöpsel mitnehmen.

Um es dir im Zimmer gemütlicher zu machen, hast du deine Lieblingsmusik im Gepäck, auch dein Lieblingsduft kann für mehr Wohlbefinden sorgen. Wenn du magst, kannst du deine Matratzenauflage, dein Bettlaken oder deine Bezüge mitnehmen, um das fremde Schlafumfeld so vertraut wie möglich zu gestalten. Nimm auf längere Reisen gerne dein Kissen und deine Lieblingskuscheldecke mit, wenn das geht. Der vertraute Geruch und Stoff fungieren fast wie ein Schlafanker: Dein Körper bekommt durch die Beschaffenheit des Bezugs, die Härte des Kissens oder des bekannten Dufts unterbewusst ein Zeichen der Vertrautheit, sodass klar ist, dass es Zeit zum Schlafen ist. Viele Hotels bieten mittlerweile aber auch eine Auswahl an verschiedenen Kissen und Bettdecken an. Um das Entspannen und Einschlafen zu unterstützen, kannst du eine der in Kapitel 4 beschriebenen Atem- und Entspannungstechniken nutzen.

Große Events: Mehr Elan für wichtige Ereignisse im Leben

Im Leben stehen uns oftmals große Ereignisse bevor. Das kann alles Mögliche sein: sportliche Wettkämpfe, Verhandlungs- oder Vorstellungsgespräche, eine Performance vor Publikum als Vortragsredner oder Künstler, Hochzeits- oder Jubiläumsfeiern, Abschlussprüfungen und für manche sogar Urlaubsreisen. Stress, Druck, Hektik und Überforderung sind dann nicht weit, auch Lampenfieber oder Versagensängste kennen viele in diesen Situationen. Es geht schließlich ums Ganze, denken wir, alles muss wie geschmiert laufen, alles muss perfekt sein. Es gibt keinen Spielraum für Fehler!

Diese innere Verkrampfung, die aus unseren eigenen Erwartungen und den Erwartungen unserer Mitmenschen entsteht, kann dazu führen, dass der Schlaf kurz vor dem großen Tag gestört ist. Die häufigste Ursache: extremes Kopfkino. Vor unserem geistigen Auge laufen die übelsten Horrorszenarien oder Katastrophenfilme ab. Und obwohl wir Situationen vorwegnehmen, die noch gar nicht eingetreten sind – also nichts davon real ist –, reagieren Körper und Geist mit Weltuntergangsstimmung.

Das ist mal wieder so ein Erbe aus unserer evolutionären Vergangenheit: Unsere Vorfahren haben aufgrund von negativen Erfahrungen gelernt, dem Aspekt Sicherheit den Vorzug zu geben. Weil bestimmte potenziell lebensbedrohliche Gefahren bestanden – etwa Überfälle anderer Stämme oder Angriffe wilder Tiere –, mussten sie negative Dinge vorwegnehmen, um zu prüfen, ob ihr Überleben gesichert war. Zugegeben, diese Veranlagung ist in der modernen Welt nicht immer hilfreich. Manchmal steht sie uns sogar im Weg.

Zukünftige Ereignisse kannst du am besten zum Positiven beeinflussen, indem du in deine Kraft kommst – und dazu brauchst du Schlaf. Dafür ist es wichtig, im Hier und Jetzt zu sein. Dein großer Tag ist eine spezielle persönliche Herausforderung, egal, um welches konkrete Ereignis es sich handelt. Generell gilt: Deine üblichen Morgen- und Abendroutinen sowie bewährte Methoden zum Stressmanagement behältst du weiterhin bei – also alles, was deinen Schlaf unterstützt, deine Regeneration fördert und deine Entspannung verbessert.

Was wäre, wenn …? Besorgt zu sein oder Angst zu haben ist ganz natürlich. Am besten ist es, diese Veranlagung anzuerkennen und im besten Sinne zu nutzen. Mach dir ruhig Gedanken darüber, was alles schiefgehen könnte – und zwar von Beginn an, etwa bei der Anreise, bis zum Ende eines Großereignisses. Was musst du sicherstellen? Worum musst du dich im Vorfeld kümmern, damit alles bestmöglich laufen kann? Worauf hast du Einfluss? Aber belass es nicht bei den Gedanken, sondern überleg dir konkrete Vorgehensweisen oder Strategien, wie du in einem besonderen Fall reagieren kannst. Wenn du Angst hast, zu knapp oder gar zu spät anzukommen, pass deinen Reiseplan entsprechend an. Wenn es dir Kopfzerbrechen bereitet, dass eventuell die Technik vor Ort versagt, nimm dein eigenes Equipment mit oder plane einen Testlauf ein. Wenn du glaubst, du könntest bei deinem Vortrag oder Auftritt den Faden verlieren, üb weiter, bis alles sitzt, oder schreib dir intelligente Spickzettel. Sorge auch für einen optimalen Schlaf vor, wenn du vor deinem großen Tag in ungewohnter Umgebung übernachtest. So hast du für die meisten Eventualitäten sofort einen Plan parat und kannst daher auf Unerwartetes souveräner reagieren.

Mentale Anspannung, ade! Wenn du weißt, dass du ein Kandidat für Lampenfieber oder Prüfungsstress bist und ein Blackout droht, achte besonders darauf, vor deinem großen Tag ausreichend Schlafdruck aufzubauen. Dazu eignet sich Sport besonders. Mit deiner mentalen Anspannung kannst du mithilfe von Atemtechniken oder Meditationen besser umgehen lernen. Du solltest jedoch nicht erst wenige Tage vor deinem großen Auftritt damit beginnen. Sie wirken besser, wenn du damit schon etwas vertrauter bist. Ein bisschen Lampenfieber kann mitunter aber unsere Leistung beflügeln, das findet auch Friederike Fabritius, und Tommy Haas ließ sich von kurzen Momenten des Zweifels vor einem Match nicht beirren – das schafften eher äußere Umstände, die er gar nicht hätte beeinflussen können.

Sex – ja oder nein? Früher wurde Sportlern vor Wettkämpfen davon abgeraten, Sex zu haben. Die Trainer hatten Sorge, dass die Athleten zu spät schlafen gehen würden und am nächsten Tag müde, weniger aggressiv oder zu sehr auf Kuscheln aufgelegt wären, da durch Sex und Orgasmus der Testosteronspiegel kurzzeitig sinkt, der Oxytocin- und Serotoninspiegel aber steigen und ebenso Dopamin und

Prolaktin freigesetzt werden. Mittlerweile wird das Liebesspiel auch am Abend vor dem Wettkampf als leistungsfördernd angesehen.[81] Auch One-Night-Stands gehen in Ordnung, sofern beide Partner Lust darauf haben und sich niemand ausgenutzt fühlt oder unbefriedigt zurückbleibt. Es gilt lediglich: keine ausufernden Sexorgien oder -praktiken, bei denen es um Akrobatik und Kondition geht.

Das lässt sich auf andere wichtige Ereignisse in deinem Leben übertragen, für die du deine volle Power brauchst: Willst du am nächsten Tag volle Leistung bringen, gib dich in der Nacht davor gerne dem Liebesspiel hin. Das kann entspannen und eventuell vorhandene Nervosität lindern. Keine Sorge, das Testosteron, das für die nötige Energie sorgt, baut sich über Nacht wieder auf. Du wirst bereit sein für deine besondere Herausforderung. Aber am großen Tag selbst, vor deiner Performance, gibt es erst mal kein Liebesspiel. Grundlegend gilt: Wer gut schläft, hat besseren Sex. Und wer guten Sex hat, schläft auch besser.[82] Ein toller Kreislauf, oder? Sex baut Druck und Stress ab und verändert den Hormonhaushalt. Küssen, Kuscheln, Berührungen und Orgasmen führen zu einem Anstieg von Oxytocin und Serotonin. Wir fühlen uns sicher und geborgen und können uns leichter dem Schlaf hingeben. Und wer besser schläft, ist auch leistungsfähiger!

Einfach glänzen und genießen! Mach dir bewusst: Du hast an deinem großen Tag die Chance, dein Potenzial voll auszuschöpfen, zu zeigen, was du draufhast, was du weißt, was du leisten kannst. Darauf hast du doch so lange hingearbeitet, dich vorbereitet, geackert, gebüffelt, geübt – jetzt ist die Zeit, die Früchte all dieser Anstrengungen zu ernten. Freu dich darauf! Für einen extra Energie-Boost kurz vor deinem großen Auftritt kannst du einen starken Espresso trinken, vielleicht verbunden mit einem Powernap – aber denk an die lange Wirkdauer von Koffein. Hast du einen Power-Song? Dann Ohrstöpsel rein und los! Wenn du einen Energieanker etabliert hast, wäre jetzt der richtige Zeitpunkt, ihn zu aktivieren (dazu später mehr in diesem Kapitel). Solltest du trotz all der guten

Vorbereitung schlecht schlafen, nimm die Situation an, mach kein Drama daraus und vertrau darauf, dass dein Körper weiß, auf welche Energiereserven er zurückgreifen kann. Und ganz wichtig: Hab Spaß und rock das Ding! Wie Tommy Haas: Er machte sich vor seinen Tennisturnieren keinen zusätzlichen Druck, sondern freute sich darauf, sein Können zu zeigen.

Durchgemacht: Wenn nach kurzer Nacht der Wecker klingelt

In vielen Situationen wirst du sowohl körperlich als auch mental bis in den späten Abend noch voll gefordert – und die Nacht fällt entsprechend kurz aus. Das stellt deine Energiereserven auf eine harte Probe.

Performance in Maßen

Ich kann dir eins verraten: Das ist nicht das erste und nicht das letzte Mal, dass du nachts wenig, nicht gut oder gar nicht geschlafen hast. Ich sage mir nach solchen Nächten: »Schlaf wird heute mal durch stramme Haltung ersetzt!«

Drama raus. Denk an solchen Tagen daran: Ärgere dich nicht darüber, es lässt sich nicht ändern. Versuche, die Situation anzunehmen. Wie hast du es letztes Mal geschafft, was hast du gemacht? Genau, du hast den Tag bestmöglich für dich gestaltet und ihn überstanden. War alles perfekt? Vermutlich nicht, aber nichts und niemand ist perfekt. Besinn dich auf deine persönlichen Stärken, auf deine Ressourcen, die dir in herausfordernden Situationen bis jetzt immer geholfen haben. Das wird auch heute so sein.

Nährstoffe rein. Hol dir Energie über eine gesunde, ausgewogene Mahlzeit und trink genug Wasser. Ein extra Koffeinkick geht in Ordnung, sofern du an die Halbwertszeit denkst, aber Schokoriegel oder

Chips sind in dieser Situation nicht das Richtige, auch wenn dir dein Jieper etwas anderes ins Ohr flüstert. Junkfood ist kontraproduktiv und kostet dich eher Energie. Tageslicht und Bewegung sind tolle Wachmacher, eine eiskalte Dusche weckt die Lebensgeister. Es gibt so viele Möglichkeiten!

Sparflamme an. Nach einer extrem kurzen Nacht ist auch die Frage erlaubt: Muss volle Leistung heute wirklich sein, oder kannst du Aufgaben, bei denen du voll da und kreativ sein musst, auf einen anderen Termin verschieben, an dem du gut erholt bist? Es ist kein Weltuntergang, wenn du mal einen Tag lang etwas durchhängst, solange das kein Dauerzustand wird. Schnapp dir jede Gelegenheit für eine kleine Verschnaufpause, auch wenn es nur fünf Minuten sind. Gönn dir diese Auszeiten, um bestmöglich in deiner Kraft zu bleiben.

Ruhe rein. Wenn du den Tag überstanden hast, ist es wichtig, möglichst schnell in den Schlaf zu finden, vor allem wenn du morgen wieder genauso gefordert bist und volle Leistung abliefern willst. Leg daher besonderen Wert auf deine Entspannung sowie deine Abendroutine zur Schlafvorbereitung.

Kopfkino aus. Sollte dir der Kopf schwirren, sobald du zur Ruhe gekommen bist und dich hingelegt hast, geh auf Spurensuche – aber nicht im Bett! Was war am Vortag los, das zu diesem Schlafdefizit geführt hat? Was war anders oder hat sich verändert? Nimm dir vor, es nächstes Mal besser zu machen oder auf bestimmte Dinge mehr zu achten. Schreib dir dazu gleich konkrete Maßnahmen auf. Wer weiß, womöglich entlarvst du auf diese Weise einen Schlafsaboteur und kannst ihn schon bald loswerden.

Nach einer kurzen Nacht setzt Friederike Fabritius auf Tageslicht, frische Luft und einen gepflegten Mittagsschlaf, um wieder in ihre Kraft zu kommen. Tommy Haas gesteht schlechten Nächten grundsätzlich keinen besonderen Einfluss zu. Seiner Meinung nach steckt in jedem Tag ausreichend Potenzial, auch ohne acht oder neun Stunden Schlaf. Peter Maffay hat eine Zeit lang körperliche und mentale Auswirkungen von Schlafmangel hautnah erleben müssen und im Zuge dessen kurzzeitig sein Schlafselbstvertrauen eingebüßt. Mittlerweile macht ihn eine durchwachte Nacht nicht mehr nervös, weil er Strategien für sich entwickelt hat, um damit gut umzugehen. Finde deinen eigenen Weg, um mit kurzfristigen Ein- oder Durchschlafstörungen gut umzugehen.

Mehr Leichtigkeit

Überforderung ist in fast allen Lebensbereichen ein großes Problem unserer Zeit – und Schlafmangel kann ein Symptom davon sein. Ein Schlafdefizit könnte aber auch die Ursache von Überforderung sein, da wir dann nicht in unserer Mitte und in unserem bestmöglichen Leistungsvermögen sind. Die Folgen einer dauerhaften Überforderung: Burn-out oder Depressionen.

Kurz innehalten. Wenn du dich gestresst oder unter Druck gesetzt fühlst, halte einen Moment inne, auch wenn du glaubst, dafür keine Zeit zu haben. Atme ein paarmal tief durch, um dich zu beruhigen. So viel Zeit muss sein!

Geschnatter abschalten. Wenn dein innerer Kommentator Amok läuft, weil du dich gerade hingesetzt hast, stell das Stimmengewirr schnellstmöglich ab (siehe Kapitel 4), lass dich nicht beirren und bleib bei dir.

Blickwinkel ändern. Schau dir deine aktuelle Situation mit etwas Abstand an: Musst du wirklich alles allein machen oder geht das im Team beziehungsweise mit Freunden und Familie? Mit wem könntest du dich zusammenschließen? Was könntest du delegieren? Wer könnte dich unterstützen? Stößt du bei deiner Analyse auf hinderliche Glaubenssätze, versuche, sie positiv umzuformulieren (siehe Kapitel 4).

Druck verringern. Was genau ist dir zu viel? Sobald du das Problem konkretisiert hast, such eine Lösung. Mach dir das Leben nicht schwerer, als es sein muss. Engagiere eine Putzhilfe, einen Babysitter, eine Buchhalterin, einen Dog-Walker, einen Partyplaner oder Caterer. Verteile die anfallenden Aufgaben in deinem Projekt an Teammitglieder oder externe Dienstleister. Lass dir Lebensmittel und Getränke nach Hause liefern. Alles, was dich entlastet, ist erlaubt.

Mit diesen Maßnahmen gelingt es dir bestimmt, etwas mehr Leichtigkeit in deinen Tag und damit mehr Ruhe und Entspannung in die Nacht zu bringen.

Ohne Groll ins Bett: Nächtliche Erholung trotz Ärger, Stress und Frustration

Mein jüngerer Bruder und ich haben bereits in unserer Jugend leidenschaftlich gerne Tischtennis gespielt. Leider war mein Bruder deutlich talentierter, einfach besser und besiegte mich selbst nach Jahren des Trainings meist. Bei unseren Matches hörte man uns oft schon von Weitem schimpfen und fluchen, weil wir uns bei Fehlern total über uns selbst ärgerten. Liegt wohl in der Familie, und damals hatte ich von Atemtechniken und anderen Beruhigungsmethoden keinen Schimmer. Ich war einfach nur sauer auf mich, auf das Spiel, einfach auf alles. Dadurch verlor ich meine Konzentration und in der Folge – mal wieder – das Match.

Rund 25 Jahre später stand ich meinem Bruder wieder an der Tischtennisplatte gegenüber – wir hatten uns für ein Match verabredet, wie in alten Zeiten. Schon beim Einspielen merkte ich, dass mein Bruder deutlich stärker war als ich. Er hatte ja im Gegensatz zu mir auch all die Jahre im Verein weitergespielt. Ich war total eingerostet und hatte eigentlich keine Chance – das war mir klar. In diesem Moment fiel mir das Buch *Winning Ugly* von Brad Gilbert ein: Der Autor und Tennisspieler beschreibt darin, wie man im Tennis mit psychologischer Kriegsführung gewinnen kann. Ich dachte mir: »Was soll's? Das probiere ich jetzt auch mal aus.« Ich spielte meinen

Bruder permanent auf der Vorhand an, sodass er seine Angriffsbälle spielen konnte. Dabei war sein Vorhand-Topspin sein bester Schlag! Aber ich wusste ganz genau: Wenn er zwei oder drei kleine Fehler bei seinem besten Schlag machen würde, würde er sich ärgern, schimpfen und seinen Fokus verlieren – und genau das passierte auch: Er verschlug leichte Bälle, ärgerte sich und verschlug auch die folgenden Bälle und ärgerte sich noch mehr.

Ich hingegen versuchte, cool zu bleiben und meine Energie umzulenken. Fehler hakte ich sofort ohne Gefühlsregung ab und dachte: »Ich freue mich auf den nächsten Ballwechsel. Ich will schließlich vor allem Spaß haben beim Spiel mit meinem Bruder.« Ich blieb fokussiert, gewann die folgenden Ballwechsel und wurde immer sicherer. Und was passierte? Ich gewann! Nicht weil ich der bessere Tischtennisspieler war, sondern weil ich mich nicht mehr über Vergangenes ärgerte und meine Energie nach vorne gerichtet war.

Du willst besser werden bei dem, was du tust? Dann richte deinen Fokus nach vorne! Wenn du einen Fehler gemacht hast, frag dich, was du daraus lernen und beim nächsten Mal anders machen kannst. Freu dich auf den neuen Tag oder die nächste Gelegenheit, in der du dich beweisen kannst!

Hakuna Matata – alles in bester Ordnung

Wir ärgern uns oft. Fast schon zu oft. Wir schimpfen über andere Menschen, über Dinge, die schlecht gelaufen sind oder über uns selbst. Wir sind frustriert und gestresst: Verpasste Deadlines, misslungene Prüfungen, unangenehme Situationen im Kundengespräch, Streitereien mit Kollegen und viele andere Alltags- und Ausnahmesituationen rauben uns den letzten Nerv. Wenn wir uns über unsere Mitmenschen aufregen, liegt das oft daran, dass wir uns ungerecht behandelt oder nicht respektiert fühlen. Auch die Fehler anderer treiben uns manchmal lange um – und bringen uns oft genug um den

Schlaf. Bei Friederike Fabritius ist es Ärger über Mitmenschen oder schlechte Nachrichten, bei Franziska Lubojanski sind es eher organisatorische Mängel oder Störungen im Miteinander bei der Arbeit. Je mehr wir uns in diese negativen Gefühle hineinsteigern, desto hilfloser und fremdbestimmter fühlen wir uns, unser Selbstwert und unsere Handlungsmöglichkeiten sind eingeschränkt. Also, was tun?

Tief durchatmen. Bewusstes Atmen beruhigt dein Nervensystem und ermöglicht es dir, deinen Ärger oder deine Frustration mit weniger Aufregung zu betrachten. Dadurch gewinnst du etwas Abstand. Lächle, auch wenn dir gerade gar nicht danach zumute ist.

Situation annehmen. Das Gute an der Vergangenheit ist, dass sie vergangen ist! Du kannst Geschehenes nicht mehr rückgängig machen. Ändere deine Perspektive und richte deinen Blick nach vorn, auf die Gegenwart und die unmittelbare Zukunft.

Emotionen analysieren. Woher kommen diese negativen Gefühle? Warum lässt du dich überhaupt ärgern oder warum ärgert dich etwas? Warum bist du so frustriert oder gestresst, was könnte der Auslöser sein? In vielen Fällen liegen dahinter negative Glaubenssätze, Stressantreiber oder abweichende Wertvorstellungen, durch die du hohe Ansprüche an dich selbst oder auch an andere entwickelt hast.

Ressourcen aktivieren. Was hat dich bisher erfolgreich gemacht? Was sind deine Stärken, Erfolgserlebnisse, Talente und Fähigkeiten? Was machst du gerne, wer hilft dir, was trägt dich? Mach eine Liste und ergänze sie laufend. Du wirst überrascht sein, was du schon alles geschafft hast, was du gut kannst, was du liebst und wer oder was dich beim Erreichen deiner Ziele unterstützt.

Positives entdecken. Denk darüber nach, was jetzt gerade gut ist in deinem Leben, und nimm so einen anderen Blickwinkel ein. Daraus kannst du ein neues positives Gefühl und positive Gedanken gewinnen.

Diese Schritte helfen dir dabei, die negativen Gefühle aufzulösen und wieder in den Schlaf oder in deine Kraft zu finden. Diese Bewältigungsstrategie lässt sich auf viele andere Stressfaktoren anwenden:

»Ich kann das alles nicht!« Selbstzweifel sind etwas ganz Normales und können sogar etwas Gutes haben, sofern du sie in positive Energie umwandeln kannst und sie dich ins Handeln bringen. Wenn sie dich zu überwältigen drohen, mach dir klar: Das passiert alles nur in deinem Kopf, das ist ein Gedankenkonstrukt.

»Ich schaffe das alles nicht!« Bist du angespannt, gestresst, überfordert oder fühlst du dich unter Druck gesetzt – egal ob von innen oder von außen –, verstärken sich deine negativen Gefühle. Bist du hingegen entspannt und mit dir im Reinen, bist du resilienter und souveräner.

Eine Überdosis Stress

Cortisol, das gegen 3 Uhr nachts allmählich wieder ausgeschüttet wird, aktiviert uns und macht uns leistungsbereit. Normalerweise würde der Cortisolspiegel im Tagesverlauf wieder abfallen – außer wir kommen in eine stressige Ausnahmesituation. Bei einer akuten Bedrohung ist es logischerweise sinnvoll, dass wir schnell reagieren können, Stichwort: Kampf-oder-Flucht-Reaktion. Deswegen setzt unser Körper uns in Gefahrensituationen mithilfe des vegetativen Nervensystems und durch die Ausschüttung von Hormonen sozusagen unter Strom (siehe Kapitel 1), damit wir schnell weglaufen oder uns dem Kampf mutig stellen können. Für beides brauchen wir Energie. Allerdings ist das Ganze für einen Sprint angelegt, nicht für einen Marathon.

Wir sind also in höchster Alarmbereitschaft – was in lebensbedrohlichen Situationen exakt das ist, was wir brauchen. Blöderweise passiert dasselbe, wenn wir uns vor dem cholerischen Anfall des Chefs fürchten, vor großem Publikum eine Rede halten sollen und sogar wenn es eine harmlose Grenzkontrolle auf dem Weg zum Wettkampf oder Auftritt gibt. Was auch immer die Stressreaktionen auslöst: Um Leben oder Tod geht es dabei höchstwahrscheinlich nur selten.

Diese unwillkürliche körperliche Reaktion kann schon lästig sein, regelrecht gesundheitsschädlich wird das Ganze jedoch, wenn wir unter Dauerstress stehen. Moment mal … das tun wir doch irgendwie alle, oder? Doch dadurch, dass wir uns selbst so sehr unter Druck setzen, wird die Bildung von Cortisol dauerhaft stimuliert. Das heißt, unser Körper befindet sich in einem permanenten Alarmzustand, wir kommen gar nicht mehr richtig zur Ruhe. Wenn das geschieht, ist unser Körper letzten Endes nicht mehr in der Lage, in tatsächlichen Gefahrensituationen angemessen zu reagieren und das aktivierende Cortisol in ausreichendem Maße zu produzieren.

Die weiteren Folgen: Unser Blutdruck und unser Blutzucker sind dauerhaft erhöht, unser Immunsystem wird geschwächt, wodurch wir anfälliger für Krankheiten aller Art werden. Frontalhirn und Hippocampus funktionieren unter Dauerstress deutlich schlechter. Das betrifft auch das Zusammenwirken mit der Amygdala, unserem Angstzentrum. Im Frontalhirn und Hippocampus wird durch Dauerstress sogar Hirnsubstanz abgebaut und Nervenverbindungen gehen zurück![83]

Die Amygdala ist unter anderem für das emotionale Erleben zuständig, das Frontalhirn für Reflexion und Impulskontrolle. Wenn deine Amygdala sich also tierisch über irgendetwas aufregt, fragt dein Frontalhirn normalerweise erst mal nüchtern und beschwichtigend nach: »Moment mal. Meinst du *wirklich*, dass es superschlau ist, den Laptop gegen die Wand zu pfeffern? Wie wäre es denn, wenn wir ihn stattdessen mal ausschalten und wieder einschalten? Womöglich löst das unser Problem?« Durch Dauerstress und die Veränderungen im Gehirn geht der beschwichtigende Einfluss des Frontalhirns auf deine Handlungen zurück, die Impulskontrolle versagt zum Teil, deine Reaktionen werden schwerer kalkulierbar und du rastest schneller aus. Und der Laptop kracht dann womöglich wirklich gegen die Wand.

Es gibt zudem einen schlafrelevanten Teufelskreis bei Stress: Die Serotoninbildung wird gehemmt, was sich auf unsere emotionale

Stimmung negativ auswirkt. Da insgesamt weniger Serotonin vorhanden ist, kann nicht so viel Melatonin gebildet werden. Schlafen wir deswegen dann nicht oder nur schlecht, ist der Cortisolspiegel höher als im normalen Tagesrhythmus, und wenn er durch Dauerstress untertags erhöht bleibt, verhindert das die übliche Melatoninbildung am Abend und wir bekommen Schlafstörungen. Insgesamt erhöht sich unser Stresslevel, wir verlieren die positiven Effekte von erholsamem Schlaf und sind weniger leistungsfähig, was uns Sorgen macht, um den Schlaf bringt und noch mehr stresst ... Du siehst ja selbst, wohin das führt.

Unsere Vorfahren standen punktuell unter Stress – eben bei einem Kampf oder auf der Flucht –, und danach gab es wieder Phasen der Ruhe und Entspannung. Der moderne Mensch dagegen hat einen übervollen Terminkalender, immer gibt es etwas total Wichtiges zu tun. Zu Hause wird die Belastung nicht weniger. Hier geht es – wie in so vielen Bereichen des Lebens – um die richtige Balance: Was stimuliert uns und ist guter Stress und was überfordert uns? Körperliche Betätigung und Sport sind hilfreich, weil dadurch Cortisol abgebaut wird. Phasen der Ruhe und Entspannung sind wichtig für unser Wohlbefinden, unsere Gesundheit und unseren Schlaf, weil dadurch unter anderem die Nebennierenrinde zur Ruhe kommen kann. Sie soll dann adäquat reagieren können, wenn wirklich Alarm ist.

Verankerte Emotionen

Weißt du eigentlich, dass du positive Gefühle und Erlebnisse in deinem Nervensystem speicherst und zu einem späteren Zeitpunkt wieder abrufen kannst? Das funktioniert mit dem Ankern, einer Technik, die aus dem neurolinguistischen Programmieren bekannt ist.[84] Sie basiert auf der klassischen Konditionierung nach Pawlow, deren Grundmechanismus vielen vermutlich noch aus dem Biologieunterricht geläufig ist. Anker eignen sich prima zum Beruhigen und Entspannen und können daher das Einschlafen unterstützen – egal ob zu Beginn der Nacht oder wenn du nachts mal aufwachst. Aber du kannst sie auch zur Energetisierung und Aktivierung nutzen.

Gute-Laune-Anker

Es kann nicht schaden, einen »Gute-Laune-Anker« in petto zu haben, falls dir mal eine richtig fette Laus über die Leber gelaufen ist und sich positive Stimmung überhaupt nicht einstellen will. Das kann eine Happy-Playlist sein. Ein weiterer simpler Trick für zwischendurch: Speichere lustige Memes, Videoclips oder Texte, bei denen du jedes Mal laut loslachen oder zumindest grinsen musst, auf deinem Smartphone.

Wenn du glaubst, du könntest damit auch die Stimmung deiner Mitmenschen heben, dann teile den Spaß! Ich verschicke gerne mal lustige Cartoons, Bilder oder kurze Clips privat per WhatsApp, über die ich herzhaft lachen musste. Natürlich nur an Menschen, die ein ähnliches Humorzentrum haben wie ich. Oft genug bekomme ich dann Rückmeldungen wie: »Danke für den Lacher, das kann ich gerade dringend gebrauchen!« Das freut mich dann wiederum sehr. Gute Laune ist eben ansteckend!

Manchmal ist uns gar nicht bewusst, wie verbissen wir gerade arbeiten, grübeln oder in unserer miesen Laune feststecken. Eine lustige Nachricht kann uns aus der negativen Gedankenspirale herausreißen, und wir sind für die spaßige Ablenkung dankbar, weil sie uns wieder etwas Freiraum verschafft und wir beim herzhaften Lachen tief durchatmen.

Energieanker

Es gibt Songs, die reißen uns vom Hocker. Wir wippen direkt mit, könnten sofort lostanzen – selbst wenn wir Sekunden vorher noch total erschöpft waren. Die Müdigkeit ist wie weggeblasen. Was ist für dich so ein Song? Du musst dich eigentlich gar nicht auf ein Lied beschränken. Stell dir deine Energy-Playlist für den Morgen zusammen. Das stimmt dich auf den Tag ein und verleiht dir Schwung. Du darfst dabei gerne durch die Wohnung hüpfen und tanzen, wenn dir danach ist. Das bringt deinen Kreislauf gleich auf Trab.

Einen musikalischen Anker kannst du – je nach Songauswahl – mit aufputschenden oder beruhigenden Stimmungen besetzen und für verschiedene Situationen nutzen: ein spezieller Power-Song vor dem Wettkampf oder Auftritt, eine Relax-Playlist für den Nachhauseweg, eine Gute-Laune-Compilation für düstere Tage et cetera.

Schlafanker

Neben dieser intuitiven Herangehensweise mit lustigen Bildern oder mitreißender Musik kannst du auch bewusst einen emotionalen Anker setzen, zum Beispiel für einen guten Schlaf. Versetz dich dazu gedanklich in eine positive Situation, in diesem Fall eine der Ruhe oder Entspannung. Wo ging es dir richtig gut, wo hast du dich so richtig geborgen gefühlt? Das kann mit deinem Schlafzimmer und deinem Bett verbunden sein, es funktioniert aber auch jede andere Erinnerung, die diese Empfindungen in dir auslöst. Erlebe deine Situation über alle fünf Wahrnehmungskanäle – im Fachjargon kurz VAKOG[85] – so konkret wie möglich.

Visuell: Was siehst du in der Situation? Welche Farben, Dinge, Menschen? Welches Licht ist da?

Auditiv: Was hörst du? Entspannende Musik, vertraute Stimmen, eine Spieluhr, die du schon als Kind geliebt hast, deinen Lieblingssong?

Kinästhetisch: Wie fühlt sich diese Situation für dich an? Genieße alles, was du fühlst – und verdopple dieses wunderschöne Gefühl in deiner Vorstellung!

Olfaktorisch: Kannst du etwas in der Situation riechen? Etwa die frische Luft wie kurz nach einem Regenguss, eine erdige Note wie im Wald oder salzig wie am Meer? Frisch gebackene Kekse? Saubere Wäsche?

Gustatorisch: Gibt es einen Geschmack, den du mit deiner Situation verbindest?

Viele tun sich erfahrungsgemäß schwer damit, einen speziellen Geruch oder Geschmack zu benennen. Du kannst dich auch nur auf die anderen drei Kanäle fokussieren, wenn dir das leichter fällt.

Schließ nun die Augen. Hast du deine mit allen Sinnen betrachtete Situation klar und deutlich in Gedanken vor dir? Gut. Dann atme ein paarmal tief durch die Nase ein und wieder aus. Entspann dich. Und noch einmal tief ein- und ausatmen. Du hörst, was du hörst, du siehst, was du siehst, du fühlst, was du fühlst? Sehr gut, dann nimm noch einen tiefen Atemzug und verdopple dieses angenehme Gefühl. Als Nächstes kommt der physische Anker. Das bedeutet, dass du für diese positive Empfindung ein Signal festlegst, das du dir überall und jederzeit leicht geben und abrufen kannst. Etwas ganz Simples, zum Beispiel Daumen und Zeigefinger zusammendrücken. Dadurch weiß dein Körper, dass es jetzt Zeit für dieses angenehme entspannende gespeicherte Gefühl ist und für einen erholsamen Schlaf.

Ankern funktioniert auch mit Gegenständen: Visualisiere über möglichst viele Sinneskanäle ein Erfolgserlebnis aus deinem Leben, eine Situation, in der du voller Energie, Kraft und Freude warst. Erinnere dich an alle angenehmen Gefühle, die du dabei empfunden hast – so stark, wie du kannst. Stell dir alles so detailreich wie möglich vor. Dieses Gefühl ankerst du beispielsweise mit dem Teppich vor deinem Bett. Sobald du dich daraufstellst, lädst du dich quasi mit Energie auf. Selbstverständlich kannst du dieses Ritual auch zu einer anderen Tageszeit durchführen oder andere Gegenstände nutzen.

Das Ankern ist Übungssache, gib dir also etwas Zeit dafür. Anfangs musst du vermutlich ein paarmal in deine entspannende beziehungsweise energetisierende Situation eintauchen. Stell dir das gespeicherte Gefühl vor, und wenn du einige oder sogar alle Wahrnehmungskanäle in der Situation aktiviert hast, gibst du dein Signal. So entsteht eine neuronale Verschaltung: Das Gefühl der Entspannung oder Energetisierung ist in deinem Nervensystem verankert – und jedes Mal, wenn das Signal zur Entspannung kommt, setzt dein Unterbewusstsein diesen Impuls um.

Volle Vorstellungskraft voraus!

Kennst du die *Harry-Potter*-Geschichten? Im dritten Schuljahr lernen die Schüler den Zauberspruch »Riddikulus«. Er wirkt gegen Irrwichte, die ihre Opfer mit ihren größten Ängsten quälen. Indem der Zauberer diesen Spruch sagt und eine neue Vorstellung seiner Angst schafft, über die er herzhaft lachen kann, ist der Irrwicht besiegt. Die Übung beginnt: Ein Schüler hat Panik vor einem bestimmten Lehrer, in den sich der Übungsirrwicht auch prompt verwandelt. Der Junge stellt ihn sich in den altmodischen Klamotten seiner Oma vor, mitsamt hässlichem Hut und roter Handtasche. Bei einem anderen Schüler sind Spinnen der ultimative Endgegner (auch weil sie in der Fantasy-Geschichte riesige Ausmaße annehmen). In seiner Vorstellung verpasst er der Riesenspinne Rollschuhe an den acht Beinen, woraufhin sie unkontrolliert herumrollt und aus dem Gleichgewicht gerät.[86]

Du kannst in Zukunft das gleiche Prinzip anwenden, brauchst dafür aber weder einen Zauberspruch noch einen Zauberstab oder übernatürliches Talent. Deine Fähigkeit zur Imagination reicht vollkommen. Um Situationen, die dich ängstigen, belasten oder unter Druck setzen, zu entschärfen – nicht nur, aber vor allen Dingen vor dem Einschlafen –, kannst du sie in deiner Vorstellung aktiv verändern. Das ist vergleichbar mit den Strategien zur Veränderung deiner inneren Stimme (siehe Kapitel 4), hier kommt eben noch die visuelle Ebene dazu. Es gilt: Je absurder dein neuer Kopfkino-Blockbuster ist, desto besser.

Du bist besorgt, weil dir morgen früh wegen des verpatzten Spiels eine Standpauke von deinem Trainer droht oder dir deine Vorgesetzte wegen der schlechten Quartalszahlen den Kopf waschen wird? Stell dir die Situation und das Gespräch im Detail vor – nur trägt der Trainer diesmal dabei einen Stringtanga und tanzt auf Stöckelschuhen Cha-Cha-Cha. Oder stell dir die Chefin beim Schimpfen als Comicfigur mit einer lustigen Stimme vor. Wie wäre es mit dem Gequake von Donald Duck?

Du musst morgen einen Vortrag halten und hast Angst davor, vor Menschen frei zu reden, es total zu versauen und dich lächerlich zu machen? Versetze dich gedanklich in die Situation und male dir aus, dass diesmal das gesamte Publikum aufspringt, sobald du die Bühne betrittst, und anfängt, laut deinen Namen zu singen, und dich so richtig anfeuert und pusht! Oder stell dir vor, dass nur kleine grüne Marsmenschen oder süße Hundewelpen auf den Plätzen vor dir sitzen.

Das kannst du mit jeder x-beliebigen Situation machen, deiner Fantasie sind keine Grenzen gesetzt. Nutz deine Fähigkeit, deine Gedanken zu verändern und damit deine Gefühle zu programmieren. Das ist ein weiterer Schritt zu einem erholsamen Schlaf, weil du mit diesem veränderten Kopfkino sehr viel besser einschlafen und durchschlafen kannst.

In Eigenregie

Egal, ob es um Schlafprobleme, Versagensangst, Leistungsdruck, Überforderung oder Lampenfieber geht – ich stelle im Coaching dazu gerne folgende Frage: »Wie machst du es?« In 99 Prozent der Fälle ernte ich erst einmal einen perplexen Blick. Ich werde dann konkreter, sagen wir, es geht um Leistungsdruck: »Wie machst du den Druck? Wo ist er denn? Ist er wirklich da?« Oft kristallisiert sich heraus, dass meine Klienten sich in der Hinsicht eher als passiven Part sehen. Sie sind überzeugt, dass das alles mit ihnen geschieht und sie darauf keinen Einfluss haben. Durch meine ständige Fragerei werden sie langsam doch etwas unsicher und betonen dann in einem letzten Aufbäumen vor der Erkenntnis, dass sie das alles ja wohl nicht selbst verursachen. Aber du weißt es, ich weiß es und sie wissen es im Grunde auch: Das ist totaler Quatsch! Wir machen uns den Druck und den Stress selbst!

»Wie machst du es?« Diese Frage kannst du universell einsetzen, um einem hinderlichen Verhaltensmuster auf die Spur zu kommen: Wie machst du dir Stress? Wie machst du Lampenfieber? Welcher Film steht im Kopfkino diesmal auf dem Programm? Versuche, ihn so genau wie möglich vor deinem geistigen Auge ablaufen zu lassen. Im nächsten Schritt geht es daran, ihn neu zu verfilmen. Frag dich: Wie könnte es anders gehen? Welche Bilder könntest du stattdessen vor deinem geistigen Auge heraufbeschwören? Du bist der Künstler, du erschaffst deine Gedanken – und deswegen kannst du sie nach deinem Willen formen, besser mit deinen Stressantreibern umgehen und über diesen Weg letztlich deinen Schlaf verbessern.

»Ich wusste immer: Wenn ich mich voll konzentriere und vorbereite, bin ich einer der besten Spieler.«

Tennislegende Tommy Haas

Zum Tennis kam Tommy Haas schon als Kleinkind, mit gerade einmal vier Jahren. Sein Vater war Tennistrainer und seine Schwester wollte er schon als Fünfjähriger gerne bei jedem Match besiegen. »Weil sie ein bisschen besser war als ich«, gibt er ehrlich zu. »Wir hatten eine gute Beziehung auf dem Tennisplatz, das hat mich natürlich sehr gestärkt.« Mit 13 Jahren ging es dann über den großen Teich nach Amerika, in Nick Bollettieris Camp in Florida, eine der Talentschmieden des Welttennis. Tommy sah das sehr positiv, als nächsten

Schritt in seiner Entwicklung als Tennisspieler – der nächste Schritt, um seine Ziele und Träume zu verwirklichen. Seine Eltern unterstützten ihn, ohne ihn unter Druck zu setzen. »Mein Vater hat immer gesagt: ›Wenn du keine Lust mehr hast, kannst du wieder zurück nach Deutschland kommen.‹ Ich war auch nie vollkommen allein. Meine Eltern kamen alle zwei, drei Monate nach Amerika.«

In seiner aktiven Laufbahn gab es laut Tommy zwar keine speziellen Schulungen, aber jeder wusste, dass Schlaf wichtig ist. Daher versuchte er selbst, auch nach einem harten Training morgens die Erschöpfung nach dem Essen zu nutzen und sich auszuruhen. »Ich war schon in der Früh zwei Stunden auf dem Platz, in der Hitze in Florida, beim Aufwärmtraining. Dann ging es zum Mittagessen – und auch mal zum Mittagsschlaf, selbst wenn es nur eine halbe oder Dreiviertelstunde war. Das hat dann wieder diese Motivation, diesen Kick gegeben: Jetzt bin ich wieder voll da und kann am Nachmittag wieder voller Energie trainieren.«

Tommy schlief normalerweise neun Stunden und ging – wann immer möglich – regelmäßig gegen 22 Uhr ins Bett. Zum Aufwachen brauchte er keinen Wecker. »Ich habe mir darüber früher nicht allzu viele Gedanken gemacht. Ich hatte auch fast nie Probleme einzuschlafen oder war zu nervös, um zu schlafen.« Er hatte schließlich viel trainiert und war die meiste Zeit an der frischen Luft, daher hatte er abends in der Regel auch die nötige Bettschwere. Dazu trug vermutlich bei, dass er sich vor wichtigen Spielen keinen zusätzlichen Erfolgsdruck machte, sondern sich vielmehr auf die Chance freute, sein Können unter Beweis zu stellen. Diese Vorfreude war die beste Vorbereitung und förderte einen erholsamen Schlaf – und seinen Erfolg als Tennisspieler: »Ich hatte einfach viel Spaß, auf dem Tennisplatz zu sein. Da fühle ich mich wohl, da kriege ich Anerkennung, das kann ich gut. Hier sind die Leute stolz auf das, was ich erreichen oder leisten kann.« Komplett ohne Lampenfieber stand aber selbst er nicht auf dem Platz – zumindest zu Beginn. »Man denkt immer viel nach in dem Sport: Hoffentlich spiele ich das Tennis, das ich von mir selber erwarte, dass ich mich wohlfühle, dass ich gleich das frühe Break bekomme … Aber das Gute ist, dass man sich auch mal Fehler leisten kann in einem Match. Es ist erst aus, wenn man den letzten Punkt spielt.« Rückblickend stellt Tommy fest: »Ich habe mich oft ablenken lassen von anderen Sachen, die nicht so optimal waren. Wenn es mal windig war oder die Sonne geblendet hat, oder wenn ich zu gewissen Uhrzeiten spielen musste oder auf einem Außenplatz, wo keine schöne Atmosphäre war.«

An einem absoluten Höhepunkt seiner Spielerkarriere – 2002 wurde Tommy mit Mitte 20 Weltranglisten-Zweiter – hatte er mit einer Schulterverletzung zu kämpfen, die ihn im Sport auszubremsen drohte. Die komplette Saison 2003 war für ihn vorzeitig gelaufen. »Die Ärzte sagten, es könnte sein, dass es nie wieder so wird wie vor den OPs. Wenn man das hört mit 24, denkt man: Das kann jetzt nicht wahr sein! Ich spielte gerade mein bestes Tennis überhaupt, war im letzten Jahr durchgehend unter den Top Ten – und jetzt sollte es aus sein? Das war schon hart. Aber selbst da habe ich mir wieder Ziele gesteckt. Ich wollte mir selber beweisen: Ich schaffe das und komme zurück.« Diese Zielstrebigkeit trug ihn durch die gesamte Reha: die Vorfreude auf eine neue Tour und die Hoffnung, dass die Schulter wieder fit wird. »Ich wusste immer: Wenn ich mich voll konzentriere und vorbereite, bin ich einer der besten Spieler – und dann wurde es für jeden schwer, mich zu besiegen.« Nach 15 Monaten harter Arbeit war es so weit, Tommy spielte wieder Turniere und schaffte das Comeback. Er ist eben eine Kämpfernatur und lässt sich so schnell von nichts unterkriegen.

Mal schlechter geschlafen zu haben, hat seiner Meinung nach meist keinen so großen Einfluss, wie wir uns selbst einreden. »Auch wenn man eigentlich nur drei oder vier Stunden geschlafen hat und sich nicht besonders ausgeruht fühlt, kann man trotzdem noch wahnsinnig viel aus sich herausholen am nächsten Tag«, findet Tommy. »Dann ist man wieder draußen auf dem Platz – oder egal, was man macht – und ist in dem Moment drin und kann sich super konzentrieren.« Er dramatisierte das Ganze nicht, sondern nahm die Situation an, wie sie eben war, und tat die Dinge, die zu tun waren. Ganz pragmatisch. »Sicherlich gab es mal Nächte, in denen ich um 3 Uhr wach geworden bin und nicht mehr schlafen konnte. Dabei wusste ich genau, dass ich morgens zum Training muss. Aber als Profi muss ich nicht zwingend drei Stunden Tennis spielen – es reichen auch mal eine oder zwei Stunden. Dann erhole ich mich in der restlichen Zeit.«

Auch beim Thema Zeitzonenwechsel wird seiner Meinung nach viel zu viel dramatisiert, man sollte dem Jetlag keine allzu große Bedeutung beimessen. »Jeder muss seine eigenen Erfahrungen sammeln und merken, was funktioniert«, sagt Tommy. Er hat an seinen Reisegewohnheiten über die Jahre einige Veränderungen vorgenommen. »Die Flieger nach Europa gingen ab Atlanta immer am Nachmittag, das heißt, die Landung war gegen 8 Uhr. Das ist natürlich nicht optimal.« Heute achtet er bei Langstreckenflügen aus Amerika nach Deutschland darauf, nachts zu fliegen. »Ich kann also gut fünf Stunden schlafen. Bis ich zu Hause bin, ist es 16:30 Uhr, dann dusche ich, rede ein bisschen mit der Familie, wir gehen auswärts essen und um 22 Uhr sind wir wieder daheim. Dann gehen wir schlafen – und nach gut sechs Stunden kann der neue Tag beginnen.«

Spezielle Rituale vor langen Reisen hatte Tommy nie, aber er traf einige Vorkehrungen. Er hatte zum Beispiel oft sein eigenes Kissen dabei, um Nackenschmerzen vorzubeugen. Wichtig war ihm auch ein Sleep-Timer beim Fernseher im Hotel, sodass er mit Hintergrundgeräuschen einschlafen konnte, sich das Gerät aber nach einer gewissen Zeit automatisch ausschaltete, um den tieferen Schlaf nicht zu stören. »Heutzutage hat man natürlich Smartphones oder Tablets, wo man Radio anmachen oder einen Podcast hören kann, und das dann automatisch ausgeht.« Schlaftabletten haben für ihn in Ausnahmesituationen manchmal funktioniert, manchmal aber auch total versagt. Alkohol war für ihn als Sportler lange Zeit gar kein Thema. »Jetzt, mit Anfang 40, trinke ich gerne mal ein Bier. Es schmeckt mir einfach und es macht mich auch ein bisschen träge. Dann könnte ich glatt wegschlafen, nachdem ich die Kinder ins Bett gebracht habe«, verrät er.

Tommy hat für sich selbst die Bedeutsamkeit von gutem und erholsamem Schlaf erkannt und daher ist es ihm auch wichtig, dass seine Kinder ausreichend schlafen. »Ich will sie nicht ins Bett jagen, damit ich meine Ruhe habe vor ihnen, sondern damit sie, wenn sie morgens aufwachen, ihren Schlaf hatten und sich wohlfühlen. Ja, und auch ich brauche meinen Schlaf, meine Erholung, um alles besser zu gestalten.« Er fände es auch wichtig, dass jungen Sportlern neben all den anderen wichtigen Themen klargemacht wird, wie wichtig Schlaf für ihre Performance ist.

Arme Eltern: Wenn das Baby brüllt und der Job ruft

Viele Eltern möchten Familie und Beruf bestmöglich miteinander in Einklang bringen. Es gibt so viele Rollen, die es vermeintlich perfekt auszufüllen gilt. Die Karriere will vorangetrieben, die Kinder versorgt, der Haushalt geschmissen und die Partnerschaft gepflegt werden. Sie gehen abwechselnd in Elternzeit, wollen aber auch bald wieder an den Arbeitsplatz zurückkehren. Gerade alleinerziehende Mütter und Väter jonglieren viele Bälle in der Luft und setzen sich oftmals unter immensen Druck. Und während der Coronapandemie kamen mit geschlossenen Kitas und Schulen ganz neue Herausforderungen und unerwartete Belastungen auf Eltern und Kinder zu. Wie lassen sich all diese Aspekte ohne innere Zerrissenheit oder Schuldgefühle miteinander vereinbaren? Diese Frage lässt viele schier verzweifeln, sodass sie kaum noch die schönen Seiten des Familienlebens genießen können, und das ist doch sehr schade.

Du hast vor Kurzem Nachwuchs bekommen? Herzlichen Glückwunsch! Das ist erst einmal ein Grund zu großer Freude – auch wenn für dich und deine kleine Familie jetzt eine herausfordernde Zeit beginnt. Beim ersten Kind ist das für frischgebackene Eltern eine vollkommen neue Situation, es müssen sich viele Dinge einspielen und neue Routinen und Abläufe bilden. Sie müssen die Bedürfnisse ihres Babys identifizieren lernen, ihm beim Umgang mit seinen Emotionen helfen und es in die Ruhe und Erholung begleiten. Bei jedem weiteren Kind ist schon mehr Erfahrung und damit Gelassenheit am Start, auch wenn sich die Charaktere unterscheiden.

Ab in die Heia

Eltern von Säuglingen und Kleinkindern schlafen nur so gut, wie ihr Nachwuchs schläft. Die richtig herausfordernde Zeit ist das Säuglings- und Kleinkindalter, weil die Schlafenszeiten noch sehr unregelmäßig sind und die Kinder viel Aufmerksamkeit einfordern. Ab einem gewissen Alter haben Kinder dann einen eingespielten Schlafrhythmus, auch wenn sie mal länger wach sind. Selbst wenn sie aufwachen, brauchen sie nicht mehr unbedingt die Eltern, um wieder einzuschlafen – von Albträumen mal abgesehen.

Alles in allem ist es hier wie in vielen anderen Lebensbereichen: Achte darauf, dass du selbst ausreichend Schlaf bekommst, kurze Nächte kompensieren kannst und Techniken nutzt, um in deiner Kraft zu bleiben. Dann kommst du im Familienleben und in deiner Beziehung viel gelassener mit Problemen und Herausforderungen zurecht.

Situationen annehmen. Vielleicht hilft es, den Gedanken zuzulassen, dass du in den ersten Wochen nicht jede Nacht auf dein übliches Schlafpensum kommst, vor allem als Mutter. Denn dein Neugeborenes ist auf dich angewiesen und wird das auch lautstark klarmachen. Ich erinnere mich gut, wie anstrengend diese Zeit war, gerade für meine Frau. Aber es wird mit der Zeit besser, versprochen! Im ersten Schritt kann es helfen, diese Situation so zu akzeptieren, wie sie ist. Das kann dir auch eine gewisse Ruhe schenken, die du im Umgang mit deinem Baby ausstrahlst. Die Kleinen merken, ob du aus irgendeinem Grund gehetzt bist und sie deshalb jetzt schnell schlafen sollen, oder ob du wirklich »da« bist, präsent bist und ihm deine volle Aufmerksamkeit schenkst. Dann funktioniert das Einschlafen besser als unter Druck.

Bedürfnisse checken. Ein Baby, das nicht schläft, sondern schreit, hat ein Bedürfnis, das noch nicht befriedigt wurde. Versuch ruhig zu bleiben und herauszufinden, was das sein könnte. Geh deine Checkliste durch: Hunger, Durst, volle Windel, Schmerzen, Sehnsucht nach Aufmerksamkeit oder Nähe?

Partner einbinden. Mein Appell an die werdenden Mütter: Redet mit euren Männern offen darüber, was ihr von ihnen braucht – vor, während und nach der Geburt. Die Herren der Schöpfung haben keine Ahnung, was ihr gerade durchmacht. Macht klare Ansagen, wie euer Partner euch helfen kann. Und wenn er nachts nicht vom Schreien des Babys wach wird, ist das selten böse gemeint oder reine Faulheit, sondern er hört es schlichtweg nicht, weil sein Gehirn dieses Signal ignoriert. Wenn er dran ist: wach rütteln, umdrehen, weiterschlafen und auf den Partner vertrauen!

Dazu eine kleine Anekdote: Als unsere Kinder klein waren, brachten sie meine Frau regelmäßig um den Schlaf. Wenn die Kleinen nachts unruhig wurden und sich bemerkbar machten, war auch sie sofort hellwach, während ich seelenruhig weiterschlief. Ihre Müdigkeit am nächsten Morgen konnte ich gar nicht richtig nachvollziehen. Ich hatte nachts nichts mitgekriegt – was sie mir aber nicht glaubte. Da beschloss meine Frau, ein kleines Feldexperiment zu starten, weil sie eine Dokumentation über unsere steinzeitlichen Vorfahren gesehen hatte. Als ich wieder mal nichts mitbekam vom nächtlichen Trubel, schlich sie auf den Balkon und zerbrach ein paar Zweige. Von dem Geräusch wurde ich interessanterweise sofort wach – vermutlich weil ein Knacken im Unterholz bei unseren Urahnen eine nahende Bedrohung angekündigt hatte und so mein Beschützerinstinkt als Mann getriggert wurde – und merkte dann auch, dass eines der Kinder munter war. Problem erkannt, Problem gebannt! Danach überlegten wir uns gemeinsam eine bessere Lösung, damit meine Frau nicht Nacht für Nacht Zweige knacken lassen musste und sie ihre Schlafbilanz verbessern konnte.

Polyphasisch schlafen. Leg dich hin, wenn das Baby schläft, auch wenn du womöglich das Gefühl hast, heute noch gar nichts erlebt oder noch zu viel zu tun zu haben. Mach keine Hausarbeit oder sonstige Erledigungen in dieser Zeit. Erholung steht gerade ganz oben auf der Prioritätenliste, denn du brauchst deine Kraft. Wenn es in der Wohnung gerade nicht picobello aussieht – was soll's? Guter Schlaf macht dich ausgeglichener und somit entspannter im Umgang mit der ganzen Situation. Und auch Powernaps helfen dabei!

Präpariert hinlegen. Bereite vor dem Schlafengehen alles vor, was nachts normalerweise gebraucht wird: einen Ersatzschnuller, ein Fläschchen mit Wasser, abgepumpter Milch oder Flaschennahrung, frische Windeln, Feuchttücher et cetera, damit du im Halbschlaf nicht in Schubladen oder Schränken wühlen und dazu womöglich noch die Deckenleuchte einschalten musst und ihr beide richtig wach werdet.

Schlaf ritualisieren. Beginne so früh wie möglich, ein Abend- oder Schlafritual zu etablieren, damit sich dein Nachwuchs daran gewöhnt. Mach das, was dir liegt und was deinem Baby gefällt. Du wirst schnell herausfinden, wie du es am besten beruhigen kannst. Wie wichtig und hilfreich es ist, früh Schlafroutinen einzuüben und konsequent einen geregelten Ablauf vor dem Schlafengehen einzuhalten, kann Friederike Fabritius als fünffache Mutter aus Erfahrung bestätigen.

Tatkräftige Unterstützung

Heute glauben viele frischgebackene Eltern, sie müssten alles allein perfekt hinbekommen. Dabei ist es noch gar nicht so lange her, da haben mehrere Generationen als Großfamilie unter einem Dach gelebt oder zumindest in unmittelbarer Nachbarschaft. Ältere Geschwister haben die Jüngeren mitversorgt und überall mitgeholfen.

Wenn deine Eltern oder die Schwiegereltern nicht in der Nähe wohnen, gibt es vielleicht andere Familienmitglieder, die dich unterstützen können. Auch auf gute Freunde ist in solchen Fällen Verlass – du musst sie einfach nur fragen. Denk immer daran: Um Hilfe zu bitten ist kein Versagen als Mutter oder Vater, sondern ein Zeichen dafür, dass du die Grenzen deiner Kraft kennst und deine Energie bestmöglich einsetzen willst. Wenn du dauerhaft übermüdet und überfordert bist, kannst du deinem Kind viel weniger bieten.

Es geht ja auch nicht immer darum, dass die Kinder irgendwo untergebracht werden müssen. Manchmal ist es hilfreich, jemanden um ganz alltägliche Dinge zu bitten: bei der Hausarbeit helfen, den Wocheneinkauf übernehmen, das Auto in die Werkstatt bringen oder das Abendessen kochen.

Ich kenne genügend Eltern, die sich für einen Abend in der Woche einen Babysitter gönnen, um ihre Beziehung als Paar zu festigen und zeitweise die Rolle »Elternteil« abzulegen. Das ist gut für ihre Bindung, weil sie sich mal wieder ausgiebig austauschen können, ganz ungestört, und ein gemeinsamer romantischer Abend entspannt und macht gute Laune.

In der Schlafschule

Beim guten Schlaf im Kleinkindalter geht es in erster Linie um die »Schlafschule«: Sie lernen, in ihrem eigenen Bettchen zu schlafen, und die Eltern lernen, die Signale zu deuten und nicht bei der kleinsten Unruhe sofort aufzuspringen und nachzusehen. Als unsere Kinder klein waren, gab es Schlafrituale wie regelmäßige Bettzeiten, Vorlesen, später dann Hörspiele zum Einschlafen. Irgendwann waren sie eigenständig fürs rechtzeitige Zubettgehen verantwortlich. Was im Kleinkindalter sehr gut funktioniert hat, waren Traumreisen, die ich mir spontan ausdachte und an ihre aktuellen Erlebnisse und ihre Umwelt anpasste, als kleiner Tagesrückblick. Dabei sind sie schnell zur Ruhe gekommen und eingeschlafen. Solltest du kein geborener Spontan-Geschichtenerzähler sein, kannst du dich im Internet, auf YouTube oder in den App Stores nach Traumreisen für Kinder umschauen.

Ruhig ins Bett

Es kommt auf deinen Erziehungsstil an, wie du mit dem Thema Kinderschlaf umgehst. Meine Frau und ich fanden eine gewisse Konsequenz und Kontinuität wichtig, wollten unseren Kindern aber auch immer vermitteln, dass sie abends nicht abgeschoben werden, sondern wir als Eltern für sie da sind.

Wenn Mama oder Papa nur halbherzig bei der Sache oder genervt sind, weil die Kleinen sich schon wieder im Schlafanzug verheddert haben oder nach einer halben Minute angeblich mit dem Zähneputzen fertig sind, wird das Zubettgehen wahrscheinlich für beide Parteien nicht sonderlich harmonisch verlaufen. Die unterschwellige Message ist: »Du sollst jetzt ins Bett gehen, damit ich endlich meine Ruhe und Zeit für mich habe.«

Die Message, die Mama oder Papa durch ihr Verhalten am Abend aussenden, sollte lauten: »Mir ist es wichtig, dass ich dich jetzt gut ins Bett bringe. Dein Schlaf ist wichtig für dich, und wenn du ausgeschlafen bist, haben wir morgen wieder einen tollen Tag zusammen.« Deine innere Einstellung kann deinem Kind dabei helfen, ebenfalls zur Ruhe zu kommen und besser einzuschlafen.

Später kommen neue Herausforderungen für Eltern dazu, etwa dass die Kinder sich zu wenig bewegen, zu viel Zeit am Smartphone verbringen, in der Schule überfordert sind, Ängste haben, gemobbt werden oder Ähnliches, und sie deswegen Schlafprobleme entwickeln. Tipps und Tricks zum Stressmanagement interessierten unsere Kinder in jüngeren Jahren kein bisschen. Dennoch wollten wir sie natürlich bestmöglich unterstützen. Gab es persönliche Probleme, haben wir versucht, mit ihnen ins Gespräch zu kommen. Lachanker haben oft zur Verbesserung der Laune beigetragen und meine Frau hat mit den Kindern Kasperletheater gespielt, um spielerisch mit problematischen oder Furcht einflößenden Situationen umzugehen.

Nachahmen erwünscht

Eltern sind ja in einem gewissen Sinn »Führungskräfte«, denn auch sie tragen eine große Verantwortung. Sie wollen ihrem Nachwuchs viele Dinge beibringen und vermitteln. Ich plädiere dafür, dass dazu auch die Wichtigkeit von Schlaf und Erholung gehört.

Nützliches vorleben. Leb deinem Kind vor, dass Schlaf und Erholung wichtig sind. Führ Schlafrituale ein, gerne für jedes Kind ein abgewandeltes, wenn dir das sinnvoll erscheint oder einfach besser funktioniert. Du kannst ihm beruhigende Atemübungen zeigen, wenn es sich darauf einlassen möchte, oder kleine Meditationen in Ruhepausen gemeinsam üben. Oder ihr konzentriert euch aufeinander, wenn ihr bastelt oder malt, seid ganz fokussiert – ohne Ablenkung, zusammen im Flow.

Aufmerksam bleiben. Achte auf Anzeichen von Überforderung, etwa in der Schule oder bei der Freizeitgestaltung. Der Spaß sollte nicht verloren gehen. Setz dein Kind keinem Dauerstress aus, sorg für einen Ausgleich durch Sport, Ausflüge in die Natur und gemeinsame unvergessliche Erlebnisse. Wenn dein Kind einen eigenen Fernseher, Computer, ein Smartphone oder ein Tablet hat, kannst du dieselben schlaffördernden Regeln anwenden, die auch für dich gelten.

Talente fördern. Du kennst dein Kind am besten: Was tut ihm gut, was macht es gerne, wobei blüht es auf oder ist total selbstvergessen? Fördere diese Aktivitäten. Genauso wichtig sind Dinge, die dein Kind entspannen und runterkommen lassen. Das kristallisiert sich alles mit der Zeit heraus und du findest passende Lösungen.

Kinder schauen sich bei uns Erwachsenen vieles ab und lernen so, mit dem Leben klarzukommen. Wenn uns das bewusst ist, können wir in vielen Bereichen mit gutem Beispiel vorangehen.

Schlaf für Führungskräfte: Auch Entscheider müssen träumen

Kürzlich kam mir zu Ohren, dass eine Unternehmensberatung bei potenziellen neuen Mitarbeitern damit warb, dass sie »nur noch« bis 21 Uhr arbeiten müssten. Na, herzlichen Glückwunsch, sage ich da nur. Wer wenig schläft, hat viel mehr Zeit, um produktiv zu sein, so geht diese Milchmädchenrechnung. Die Stunden der Anwesenheit zählen offenbar oft mehr als die tatsächlichen Leistungen und Ergebnisse. Frei nach dem Motto: Leistung lässt sich nicht immer beurteilen, aber jeder kennt die Uhr. Total irre!

Gerade in den Führungsetagen von Wirtschaftsunternehmen wird Schlaf oft noch als unproduktive Zeit angesehen, die auf ein Minimum begrenzt werden kann und sollte. Nach einer Studie des Center for Creative Leadership schlafen 42 Prozent der befragten Führungskräfte nur sechs Stunden oder weniger.[87] Doch langsam, aber sicher löst sich das Mindset der knallharten Topmanager auf, die dafür stehen, mit möglichst wenig Schlaf auszukommen und rund um die Uhr erreichbar zu sein. Glücklicherweise setzt sich die Erkenntnis durch, dass Schlaf ein ganz wichtiger Faktor für die Leistungsfähigkeit ist. Doch Führungskräfte sind eben auch nur Menschen, und oft ist ihnen gar nicht richtig bewusst, dass sie ein Schlafdefizit haben und welche Folgen das nach sich ziehen kann.

Ausreichend Schlaf sollte in der Arbeitswelt einen höheren Stellenwert haben, darin stimme ich voll und ganz mit Friederike Fabritius überein. Auch Konstantin Guericke findet es wichtig, als Unternehmer ausgeschlafen zu sein. Peter Maffays Einstellung zum Schlaf hat sich über die Jahre gewandelt. War er früher fast sogar ein bisschen stolz darauf, mit wenigen Stunden Nachtruhe auszukommen, ist er heute ein klarer Befürworter von ausreichend Schlaf, um leistungsfähig und ausgeglichen zu bleiben. Alexander Herrmann kritisiert vor allem das vorherrschende Mindset, in dem Fehler überbewertet und Erfolge oft kleingeredet werden. Das versucht er als Führungskraft anders zu machen, indem er sich auf die Stärken seines Gegenübers konzentriert. Wolfgang Leikermoser bezeichnet uns sogar als Hochleistungsmenschlein, die in Arbeitswut und Leistungsdrang versinken, statt sich zu erholen und zu regenerieren. Viele Unternehmer unterschätzen nach Friederike Feils Ansicht, wie sehr Ernährung und Regeneration die Leistung beeinflussen. Ja, da ist definitiv noch Luft nach oben – wir brauchen viel mehr ausgeschlafene Führungskräfte!

Wenn ich hier von Führungskräften rede, meine ich damit aber nicht nur Unternehmensleiter und Manager, sondern ebenso Lehrer, Erzieher, Trainer, Coaches, Pfarrer, Jugendgruppenleiter oder Ärzte. Selbst Eltern zähle ich, wie schon gesagt, dazu, im Grunde meine ich jeden, der in irgendeiner Form Führungsverantwortung übernimmt, für andere mitverantwortlich ist, ein Team führt, Abläufe organisiert, innovativ sein soll – und bei alldem aus dem Vollen schöpfen will.

Verbesserungsfähiges Mindset

Führungskräfte in der Wirtschaftswelt stehen oft unter immensem Leistungsdruck. Sie verantworten Budgets und Projekte, müssen schnell neue Lösungen schaffen, innovativ sein, Mitarbeiter beurteilen, anleiten und führen, müssen die gesteckten Abteilungs- oder Unternehmensziele erreichen und sollen ein Arbeitsumfeld schaffen, in dem die Mitarbeiter sich wohlfühlen. Auf der obersten Hierarchieebene sind sie auch noch für die Sinnstiftung verantwortlich. Schlafen sie nicht genug oder nicht gut, geht das zulasten ihrer eigenen Leistungsfähigkeit und Gesundheit. Ihr Schlafdefizit hat aber auch eine Reihe von negativen Auswirkungen auf ihre Teams und damit letztlich auf das ganze Unternehmen.

Natürlich gibt es gute und schlechte Führungskräfte, aber die Forschung zeigt, dass das Verhalten von Vorgesetzten von Tag zu Tag stark schwanken kann – was sich teilweise auf die Schlafqualität zurückführen lässt. Zu wenig (Schönheits-)Schlaf führt dazu, dass sie weniger inspirierend und energiegeladen auf ihr Umfeld wirken. Sie sind ungeduldig mit ihren Mitarbeitern und beurteilen deren Leistungen ungerechter.[88] Durch ihre weniger positive Ausstrahlung wirken sie auch weniger empathisch und weniger motivierend auf andere, was sich insgesamt in der Team- und Unternehmensleistung niederschlagen kann.[89]

Auf Dauer kann so ein toxisches Arbeitsumfeld entstehen, für das sie zumindest teilweise mitverantwortlich sind. Die Mitarbeiter leiden unter dem unberechenbaren Verhalten, sind verunsichert und ihre Motivation und Leistungsbereitschaft sinken.[90] Sie nehmen diese negativen Erlebnisse mit ins Privatleben und schlafen deswegen unter Umständen selbst schlechter, was sich wiederum auf ihre Leistungsfähigkeit auswirkt. Eine ungünstige Negativspirale, die niemandem etwas bringt – schon gar nicht dem wirtschaftlichen Erfolg des Unternehmens. Nach Erhebungen der RAND Corporation entsteht der deutschen Wirtschaft durch Schlafmangel ein jährlicher Schaden von rund 40 Milliarden Euro, bedingt durch Unfälle, Krankschreibungen,[91] aber auch durch schlechte Führung, Frustration und verringerte Produktivität. Es liegt also im Interesse der Unternehmen, dass die Führungskräfte mit gutem Beispiel vorangehen.

Wenn eine Führungskraft sich damit brüstet, mit wie wenig Schlaf sie auskommt, mitten in der Nacht noch E-Mails verschickt oder Mitarbeiter lobt, die bis spät in die Nacht arbeiten, zeigt sie ganz klar: Schlaf hat einen niedrigen Stellenwert in dieser Abteilung, vielleicht sogar im ganzen Unternehmen. Wissenschaftler haben festgestellt, dass dann die Mitarbeiter ebenfalls weniger schlafen und weniger ethisch korrekt handeln.[92] Es gibt zudem Hinweise darauf, dass die Nutzung des Smartphones nach 21 Uhr dazu führt, dass das Engagement im Job am nächsten Tag vermindert ist, worunter die Arbeitsleistung und das Arbeitsklima leiden.[93]

Unterstützendes Arbeitsklima

Guter Schlaf heißt gute Führung! Daher sollten Führungskräfte besonders gut schlafen, damit sie selbst gesund und leistungsfähig bleiben, emotional stabil sind und damit ethisch handeln und einen berechenbaren und wertschätzenden Umgang mit ihren Mitarbeitern pflegen können. Das zahlt sich in vielfacher Hinsicht aus und macht Teams produktiver und Unternehmen erfolgreicher. Klar ist: Soll ein Projekt zur Verbesserung des Mitarbeiterschlafs erfolgreich umgesetzt werden, ist es essenziell, dass die Geschäftsleitung das Vorhaben nicht nur unterstützt, sondern auch selbst mitmacht und lebt.

Von der obersten Führungsebene muss das Signal gesetzt werden, dass Schlaf im Unternehmen oberste Priorität hat. Aber auch innerhalb deiner Abteilung oder deines Teams kannst du positiv auf das Arbeitsklima einwirken. Ich achte in meiner Rolle als Führungskraft mittlerweile in der Klinik sehr darauf, dass meine Mitarbeiter nach Schichtende friedvoll nach Hause gehen können, vor allem wenn sie Nachtdienst oder Bereitschaftsdienst hatten. Das bedeutet: Es gibt für sie keine Kritik, bevor sie sich auf den Heimweg machen, es wird nichts Dramatisches mehr besprochen. Mir ist es ein Anliegen, dass sie möglichst unbelastet ihre Schicht beenden und mit einem positiven Gefühl ins Bett gehen können. Sollte wirklich ein klärendes Gespräch nötig sein, gibt es dafür definitiv einen geeigneteren Zeitpunkt.

Zugegeben: Das war nicht immer so. Früher war ich der Ansicht, am besten bespricht man sofort, wenn etwas nicht optimal gelaufen ist oder es Aspekte gibt, die verbesserungsfähig sind – egal ob frühmorgens, mittags oder spätabends. Mir ist nicht in den Sinn gekommen, dass meine Mitarbeiter sich darüber ärgern oder deswegen frustriert sind und ihnen diese Emotionen den Schlaf rauben und ihre Regeneration stören könnten. Mein Führungsstil hat sich über die Jahre in einigen Aspekten gewandelt, denn ich habe erkannt: Als Chef bin ich mitverantwortlich dafür, dass mein Team sich gut erholt. Dafür möchte ich, wo es mir möglich ist, die besten Voraussetzungen schaffen.

Chefsache Schlaf

Fühlen sich deine Teammitglieder wohl, weil sie in einem guten Arbeitsklima arbeiten, schlafen sie besser, identifizieren sich mit ihren Aufgaben und dem Unternehmen, sind motivierter, produktiver und erreichen bessere Arbeitsergebnisse. Klingt traumhaft, oder? Es ist aber nicht zu schön, um wahr zu sein, sondern liegt absolut im Bereich des Möglichen. Es gibt viele Aspekte, die du in deiner Rolle als Führungskraft positiv beeinflussen kannst.

Fürsorgepflicht. Deine Mitarbeiter sollen gesund bleiben. Das Arbeitsumfeld sollte so gestaltet sein, dass es der Gesundheit förderlich ist, sowohl der physischen als auch der psychischen. Ausreichend Schlaf ist eine wichtige Grundvoraussetzung dafür. In der industriellen Fertigung, im Gesundheitswesen, in der Sicherheitsbranche, im Transportwesen, bei Medienanstalten, in Backstuben – es gibt unzählige Bereiche, in denen Schichtarbeit und vor allen Dingen auch Nachtschichten zum Arbeitsalltag gehören. Für solche Produktionsstätten und Dienstleister ist es ratsam, einen Arbeitsmediziner hinzuzuziehen, der in der speziellen Konstellation sowohl der Unternehmensführung als auch der Belegschaft Hilfestellung und Rat anbieten kann, was die Themen Schlaf, Regeneration und Erholung betrifft.

Meetingkultur. Morgens ist für viele Menschen die produktivste Zeit des Tages – aus hormoneller Sicht ist das zumindest eine hochenergetische Phase, die für neue Projekte, kreatives Arbeiten oder Brainstormen genutzt werden kann. Daher wäre es klüger, Meetings nicht ausgerechnet in diese Zeit zu legen, außer es geht um Kreativität. Ebenso sollten Routinetätigkeiten, im Büro etwa E-Mails schreiben oder die Ablage machen, in einer späteren Phase erledigt werden.

Arbeitszeitmodelle. Jedes Unternehmen hat seine Gründe für die Gestaltung von Arbeitszeiten. Da will ich mich auch gar nicht einmischen und weiß, dass es in vielen Fällen nur wenig Spielraum gibt, den Mitarbeitern und in der Folge der gesamten Organisation etwas Gutes zu tun, indem die energiegeladene morgendliche Phase besser genutzt wird. Der Gedanke, dass viele Menschen ihr kreatives Hoch im Pendelverkehr verbringen, schmerzt aber schon ein bisschen, denn das kostet sie nicht nur Zeit und Nerven, sondern die Unternehmen auf aller Welt bares Geld und unsere Gesellschaft zukunftsweisende Entwicklungen. Was könnte in dieser Zeit alles erfunden, kreiert, verbessert, gelöst werden! Vielleicht hast du als Führungskraft die Möglichkeit, in deinem Verantwortungsbereich kleine Veränderungen einzuführen, wie Gleitzeit oder Heimarbeit.

Homeoffice. Im Zuge der Coronapandemie haben viele Firmen, zunächst notgedrungen, auf Heimarbeit umgestellt. Viele erkennen darin aber auch Vorteile und können sich vorstellen, das Arbeiten im Homeoffice dauerhaft zu ermöglichen. So könnte in Zukunft die Zeit, die Mitarbeiter zum Pendeln brauchen, zum Wohle des Unternehmens eingesetzt werden. Und die eine oder andere Stunde Extraschlaf gäbe es gratis obendrauf! Doch das Arbeiten von zu Hause aus birgt neue Herausforderungen: Einrichtung eines geeigneten Arbeitsplatzes, Strategien zum Selbst- und Zeitmanagement, Ablenkung durch die Familie, permanente Erreichbarkeit, fehlende Trennung zwischen Job und Privatsphäre et cetera. Auch damit müssen deine Mitarbeiter erst einmal gut umgehen lernen, und du kannst sie dabei nach Kräften unterstützen.

Mittagsangebot. Es geht hier nicht um besondere, günstige Leckerbissen in der Kantine – obwohl es in vielen Unternehmen Verbesserungsbedarf gibt. Eine gesunde Ernährung wirkt sich durchaus auf unsere Leistungsfähigkeit aus. Doch ich meine etwas anderes: Wenn es in deinem Unternehmen möglich ist, in der Mittagszeit den Mitarbeitern eine Ruhepause anzubieten – hervorragend! Ich würde mir wünschen, dass Führungskräfte in Unternehmen, aber auch in der Politik hierzulande zu Mitarbeitern, die sich vor dem nächsten Meeting für einen Mittagsschlaf zurückziehen, sagen: »Vielen Dank. Sehr gut, dass Sie sich auf das Meeting so gut vorbereiten.« Mal ehrlich: Wie oft sind Teilnehmer in Meetings nur körperlich anwesend? Manchmal fällt das nicht weiter ins Gewicht, aber was, wenn gerade wichtige Entscheidungen anstehen? Wie viel produktiver könnten Meetings verlaufen und wie viel besser könnten die gefassten Beschlüsse ausfallen, wenn alle Beteiligten hellwach und im Vollbesitz ihrer geistigen Kräfte wären?

Verschnaufpausen. In der Coronapandemie haben viele Leute Erfahrungen mit Homeoffice und den Vorzügen gemacht, dass sie es sich zwischendurch auch mal so richtig gemütlich machen konnten. Behalte das für den Unternehmensalltag bei und suche nach Möglichkeiten zur Entspannung, wenn auch nur für fünf Minuten. Vielleicht arbeitest du sogar in einem Vorzeigeunternehmen, in dem es spezielle Ruhezonen gibt – das würde ich mir in vielen Organisationen wünschen und hoffe, dass sich das in Zukunft zum Besseren ändert.

Im Profisport: Bestleistung von ausgeruhten Trainern und Spielern

Es wäre realitätsfern zu behaupten, im Spitzensport ginge es nicht um Ergebnisse und Leistung. Meisterschaften sind keine reine Spaßveranstaltung. Jedes Spiel, jeder Sieg, jede Niederlage zählt. Deswegen ist der Druck im Profisport auch enorm, für Trainer und Athleten gleichermaßen. Es gilt, die hohen Erwartungen von Funktionären, Sponsoren und nicht zuletzt den Fans zu erfüllen. Die Höhe der Siegprämie, die Chance auf eine Vertragsverlängerung oder einen Wechsel hängt maßgeblich mit der Leistung des einzelnen Athleten zusammen.

Trainer stehen vor denselben Herausforderungen wie Führungskräfte: Einerseits müssen sie sich gut um ihren eigenen Schlaf kümmern, damit sie erholt und frisch jeden Tag durchstarten können und in bester Verfassung sind, um ihre bestmögliche Leistung zu erbringen. Andererseits sind sie mit dafür verantwortlich, dass ihre Schützlinge ihre Leistungsfähigkeit in den optimalen Bereich bringen.

Emotionen und sensible Seelen

Der Spitzensport ist ein hochemotionaler Bereich. Es geht um große Wettkämpfe, es gibt spektakuläre Siege zu feiern, aber auch oft genug vernichtende Niederlagen, mit denen Trainer und Team gut umgehen müssen. Da ist ein solides Nervenkostüm für alle Beteiligten von Vorteil. Wie bei den Führungskräften gilt daher für dich als

Trainer: Achte darauf, dass du selbst ausgeschlafen, energiegeladen und ausgeglichen bist, um deine Mannschaft optimal unterstützen zu können. Einige Trainer, die bei mir im Mentalcoaching waren, machten große Fortschritte nach der Erkenntnis, dass sie ihr emotionales Erleben besser steuern können. Und das klappte ausgeschlafen deutlich leichter als übermüdet!

Als Trainer bist du zwar nicht höchstpersönlich für Ergebnisse oder Tabellenstände verantwortlich, weil du die Leistung ja nicht selbst erbringst, aber es liegt in deiner Verantwortung, dass die Athleten bestmöglich trainieren können und auf die Wettkämpfe optimal vorbereitet sind. Du hast einen erheblichen Einfluss auf die Schlafqualität und damit das Leistungspotenzial deiner Schützlinge, aber auch auf ihre Motivation, ihr Selbstwertgefühl und ihre Resilienz. Meiner Erfahrung nach sind viele Athleten sehr sensibel, was ihre Leistungen angeht, und nehmen sich Niederlagen oft sehr zu Herzen. Wenn dann auch noch der Trainer sie anblafft, weil er seine Gefühle nicht im Griff hat, schmerzt das noch mehr. Diese Kritik oder gar Kränkung nehmen viele von ihnen mit ins Bett – und schlafen schlechter, kürzer oder gar nicht. Die Folge: Ihre Leistung nimmt ab, weil sie am nächsten Tag nicht in ihrer vollen Kraft sind.

Ein U-21-Nationalspieler kam eines Tages total gefrustet zu mir. Der Leistungsdruck wurde ihm langsam, aber sicher zu viel. Nach ein paar schlechten Spielen verbannte ihn der Trainer auf die Ersatzbank – eine tiefe Kränkung für den ehrgeizigen Fußballer. Er wurde bei den nächsten Spielen zwar noch ein paarmal eingewechselt, konnte aber seine Bestleistung nicht abrufen. Als er selbst im Training versagte, flog er letzten Endes aus dem Kader. Sein Selbstwertgefühl schrumpfte, die ganze Situation belastete ihn sehr, und er konnte nur noch schwer einschlafen und selten durchschlafen.

Sein Umfeld redete unentwegt auf ihn ein, wollte ihn motivieren und anspornen. Doch Appelle wie »Beiß dich durch!«, »Streng dich mehr an!« oder »Jetzt reiß dich mal wieder zusammen!« waren alles andere als hilfreich. Im Gegenteil: Weder seine eigenen Erwartungen noch die Erwartungen der anderen erfüllen zu können, verstärkte den Druck. Er war nur noch ein Schatten seiner selbst. Jede Nacht lag er wach, seine negativen Gedanken drehten sich und seine Versagensängste verschlimmerten sich. Noch dazu stand die nächste Vertragsverlängerung an – und mit schlechter Leistung würde er da nicht punkten.

Ich erzählte ihm von meinem Schlafhygienestuhl, den er für sich als »Befreiungssessel« umsetzte und sich außerhalb des Schlafzimmers von seinen Klamotten und seinen Sorgen gleichermaßen befreite. Um seine Einschlafstörung zu beheben, nutzte er Atem- und Entspannungsübungen, damit seine innere Stimme endlich Ruhe gab. Mithilfe von Mentaltechniken lernte er, eine Trennung zwischen sich als Person und in der Rolle als »Athlet« zu ziehen. Die Tatsache, dass er sich derzeit als Profisportler infrage stellte, hatte ja grundlegend nichts mit seinen Eigenschaften als Mensch zu tun. Diese Erkenntnis brachte ihn wieder ein Stück weiter.

Es stellte sich heraus: Er fühlte sich vom Verhalten des Trainers in seiner Ehre getroffen, weil er das, was er am liebsten tat, nicht mehr tun durfte: Fußball spielen. Aufgrund dieser tiefen Frustration konnte er weder sein Potenzial ausschöpfen noch seine bestmögliche Leistung zeigen. Doch die Leidenschaft für den Sport war in seinem Inneren fest verankert. In seiner Kindheit hatte es für ihn nichts Schöneres gegeben, als im heimischen Garten oder irgendwo draußen mit seinen Freunden zu bolzen. An dieses Gefühl knüpften wir im Coaching an, wodurch seine Freude am Spiel wie auf Knopfdruck wiederkehrte – und zwar unabhängig von den Ergebnissen auf dem Platz. Er genoss es, mit seinen Mannschaftskollegen Fußball spielen zu dürfen, und schlief wesentlich besser. Dieser Wandel blieb nicht unbemerkt: Der Trainer sah seine Leistungssteigerung, seine Spielfreude und die Leichtigkeit, mit der er auf dem Spielfeld unterwegs war. Schon bald wurde der junge Sportler wieder regelmäßig aufgestellt und durfte mit seinem Team noch so einige Erfolge feiern.

Manchmal ist der Leistungsdruck so hoch, dass ein Sportler den Spaß am Spiel verlieren kann. Erinnere deine Schützlinge daher gerade in Frustphasen nach einer Niederlage oder einem schlechten Training daran, warum sie überhaupt mit ihrem Sport angefangen haben. Das bringt die positiven Erlebnisse aus der Vergangenheit wieder zum Vorschein, und das kann die Laune gleich erheblich verbessern.

Kurz vor dem Wettkampf

Bei der Fußball-WM 2018 wurde aus Kreisen der deutschen Fußballnationalmannschaft bekannt, dass angeblich nachts das Internet im Mannschaftsquartier gesperrt werden musste, weil sich die Spieler sonst die Nächte um die Ohren schlugen – mit Videospielen.[94] Doch nächtelanges Zocken ist aus schlafmedizinischer Sicht in doppelter Hinsicht kontraproduktiv, das gilt übrigens auch für Nichtsportler.

Hormonflut. Die körperliche und geistige Aktivität beim Zocken erhöhen den Spiegel der Aktivitätshormone. Adrenalin, Noradrenalin und Dopamin durchfluten den Körper, Herzfrequenz und Blutdruck sind erhöht. Die Spielkonsole geht auf Knopfdruck aus, doch der Körper braucht noch eine ganze Weile, bevor er abschalten kann.

Lichtflut. Die Augen werden vor dem Bildschirm Licht im blauwelligen Bereich ausgesetzt, was das gebildete Melatonin zerschießt. Bis die Melatoninproduktion ausreicht, um die nötige Müdigkeit zu erzeugen, dauert es seine Zeit. Die wichtigste Schlafphase von 22 bis 2 Uhr ist dann schon vorbei. Die Phase, in der die beste Erholung stattfindet, kann nicht zur Regeneration genutzt werden.

Um den Ablauf am Wettkampftag zu planen, rechne von der Wettkampfzeit rückwärts: Wann muss die Spitzenleistung abgerufen werden? Bei mehreren Wettkämpfen innerhalb eines Tages, wie es sie beispielsweise beim Schwimmen gibt, wird die Sache deutlich komplizierter, die Gesetzmäßigkeiten bleiben aber gleich.

Plane 60 bis 90 Minuten zwischen Aufstehen und Aufwärmen für die Einstimmung in den Tag. Dann liegen Konzentration und Koordination im optimalen Bereich und die Sportler können ihr volles Potenzial ausschöpfen – zudem ist die Verletzungsanfälligkeit am geringsten. Findet der Wettkampf später am Tag statt, ist Siesta angesagt. Entweder für einen vollen Schlafzyklus oder einen Powernap von weniger als 25 Minuten. Liegt die Wettkampfzeit aber wie in der Champions League bei 21 Uhr, ist es gut, wenn die Fußballer lange schlafen, spät zu Mittag essen und spät einen Mittagsschlaf machen. Um wieder aktiv zu werden und Topleistung zu erbringen, sollten die Sportler spätestens 90 Minuten vor dem Wettkampf aufstehen.

Alles in allem sind das aber nur grobe Richtlinien. Ob und wie lange dein Schützling schlafen will, entscheidet er allein. Wie er den Tag für sich einläuten will, ebenfalls. Du kannst ihm mit deinem Wissen über die Vorzüge von gutem Schlaf aber wertvolle Anregungen geben. Das sieht Ex-Hockeytrainer Stefan Kermas genauso.

»Schlaf ist eine Grundvoraussetzung dafür, Leistungsfähigkeit überhaupt zu entwickeln.«

Ex-Hockey-Bundestrainer Stefan Kermas

Stefan Kermas kennt sich im Hockey aus. Er war von 2007 bis 2013 Co-Bundestrainer der Nationalmannschaft der Herren, von 2017 bis 2019 Chef-Bundestrainer und hat davor selbst lange Zeit als Spieler auf dem Feld gestanden, bis zur Juniorennationalmannschaft. »Ich habe aber recht früh gemerkt, dass das Trainerleben mir eigentlich noch viel mehr Spaß macht: andere dabei zu unterstützen, in ihrer Leistung besser zu werden«, erzählt er. Mit 22 Jahren wurde er Bundesliga-Herrentrainer in Berlin und beschäftigte sich ausführlich mit dem Thema Leistungsoptimierung von Mannschaften und einzelnen

Spielern: »Mit dem ganzen Set-up, was dazugehört. Da gibt es nicht die eine kausale Kette, sonst würden es alle auf der Welt so machen. Es ist immer ein Zusammenspiel von physiologischen und psychologischen Trainingselementen, teamwissenschaftlichen Elementen sowie gesundheitlichen Aspekten.« Heute begleitet Stefan Kermas Organisationen und Teams zu Fragen der Veränderung und zeitgemäßer Führung.

Ihm ist es wichtig, sich selbst treu zu bleiben und sich nicht zu verstellen – als Mensch ebenso wie als Trainer. Sein Führungsverständnis muss aber letzten Endes auch zu dem passen, was die Mannschaft braucht. »Die Kunst ist es, Bedürfnisse zu erkennen: Was braucht diese Mannschaft?« Bei einem Trainerwechsel werden ja gern sofort Vergleiche gezogen: Mit Mannschaft A war dieser Trainer supererfolgreich, dann kommt er zu Mannschaft B und scheitert kläglich. Dabei geht es gar nicht um die Qualität des Trainers, sondern vielmehr um die neue Dynamik, findet Stefan. »Er ist kein schlechterer Trainer, aber die Mannschaft ist wahrscheinlich etwas anderes gewohnt, etwa eine andere Ansprache, oder die teamdynamischen Prozesse passen nicht zu diesem speziellen Trainer.«

Im Training unterscheidet Stefan vier Bereiche: Technik, Taktik, Durchblick und Athletik. Zur Athletik zählen alle Aspekte, die darauf einzahlen, ob der Spieler körperlich dazu in der Lage ist, Höchstleistung abzurufen, also Krafttraining, Sprinttraining, Beweglichkeitstraining, aber natürlich auch Schlaf und Ernährung. »Wenn der Schlaf als wichtigster regenerativer Zubringer nicht passt und deswegen Trainingsfortschritte ausbleiben, ist das ein Problem. Schlaf ist eine Grundvoraussetzung dafür, Leistungsfähigkeit überhaupt zu entwickeln.« Seiner Beobachtung nach hat das Thema Schlaf im Sport jedoch erst in den letzten 10 bis 15 Jahren an Bedeutung gewonnen. »Als ich mit Feldhockey angefangen habe, sind die Spieler am Freitagabend vor einem Bundesligaspiel noch um die Häuser gezogen. Da im High-Performance-Bereich aber die Konkurrenz immer enger wird und die Sportwissenschaft immer mehr Erkenntnisse bringt, was die entscheidenden Leistungsfaktoren sind, hat auch der Schlaf eine höhere Gewichtung erhalten.«

Die nächtliche Regeneration von Wettkampftag zu Wettkampftag ist aber – auch bedingt durch die Terminplanungen der großen Turnierorganisatoren – zunehmend wichtiger geworden, findet er: »Die Turnierformate zwingen einen dazu, zu schauen: Wie schaffen es die Spieler, zu einem bestimmten Zeitpunkt optimale Leistung zu bringen?« Zum Beispiel wenn die Mannschaft mit Zeitverschiebung und Jetlag zu kämpfen hatte, weil sie aus finanziellen oder logistischen Gründen erst sehr spät angereist war oder die wichtigen Spiele abends geplant waren. Oft fanden die Spiele bei Olympia oder den Weltmeisterschaften sogar erst um 20 Uhr statt. »Es war immer wichtig, dass die Jungs nachts so viel schlafen wie möglich. Das heißt nicht, dass wir sie bis mittags in der Kiste gelassen haben, aber wir haben schon geschaut, was nach der abendlichen Vorbelastung die längstmögliche verträgliche Schlafdauer ist.« Auch in der Mittagspause durften die Spieler schlafen, wenn sie wollten, es lag aber in deren Verantwortung, hier schrieb ihnen der Trainer nichts vor.

Nach einem nervenaufreibenden Spiel, noch dazu, wenn es spätabends stattfindet, ist es für die Spieler mitunter gar nicht so leicht runterzukommen. Das weiß Stefan aus Erfahrung. »Wenn das Spiel um 22 Uhr endet, können sie vor 2 Uhr nicht schlafen, weil sie voller Endorphine und anderer Hormone sind. Das Problem ist, dass sie manchmal am nächsten Tag wieder ranmüssen.« Als Trainer hat er natürlich auch schon etliche Spiele erlebt, in denen seine Mannschaft die erste Hälfte völlig »verschlafen« hat, und führt dies auf unverarbeitete Prozesse vom Vortrag zurück. »Das ist im Sport eine unfassbar wichtige Frage: Wie komme ich nach späten Wettkämpfen schnell in einen erholsamen und regenerativen Schlaf, damit ich am nächsten Tag wieder leistungsfähig sein kann?« Die Angebote, um dies zu gewährleisten, sind breit gefächert: Blaulichtfilterbrillen oder spezielle Schlafmasken, Meditation oder Yoga, Low-Carb-Ernährungspläne, abendliche Spaziergänge oder Ablenkung durch musikalische Abende.

Für die Betreuung der Spieler sieht er Grenzen, denn die Bedürfnisse innerhalb einer Mannschaft lassen sich nicht mit dem Gießkannenprinzip befriedigen. Nicht jeder möchte psychologische Unterstützung in Anspruch nehmen. Nicht jeder möchte rund um die Uhr überwacht, getrackt und analysiert werden. Nicht jeder möchte minutiöse Anweisungen bekommen, wie er seinen Tag und seine Nacht zu gestalten hat. Stefan ist ein großer Befürworter von Eigenverantwortlichkeit, als Trainer sieht er seine Aufgabe eher darin, Hilfestellung anzubieten. »Spitzensportler haben ein Gefühl dafür, was ihnen guttut und was nicht. Sie müssen ihren eigenen Weg finden, um zum Erfolg zu kommen. Wenn sie merken, dass sie nach großen Wettkämpfen Schlafprobleme haben, suchen sie sich schon Unterstützung.«

Stefan unterscheidet zwischen Parametern, die das gesamte Team weiterbringen und daher für alle gleichermaßen gelten, und individuellen Stellschrauben auf dem Weg zum Erfolg. Ein Trainer braucht seiner Meinung nach eine ordentliche Portion Menschenkenntnis und muss sich bei seinen Entscheidungen oft auf seine Intuition verlassen. Sich selbst stuft er eher als Morgenmensch ein. Stefan steht jeden Tag ohne Wecker auf, in der Regel gegen 6:30 Uhr. Ab 22 Uhr hat er normalerweise die nötige Bettschwere, außer er führt gerade ein gutes Gespräch oder ist mit Freunden irgendwo unterwegs. Er geht aber dann nicht sofort ins Bett. »Wenn ich mich um 22 Uhr schlafen lege, bin ich um 4 Uhr wach. Ich schlafe nur etwa sechs Stunden und wache eigentlich einmal pro Nacht auf, meistens zwischen 2 Uhr und 3 Uhr. Dann schaue ich auf die Uhr, bin genervt und lege mich wieder hin, kann aber meist trotzdem sehr schnell wieder einschlafen.«

Alles in allem hat Stefan das Gefühl, dass er gerne mehr schlafen würde, obwohl er nicht unbedingt unfit ist. »Offensichtlich reicht mir der Schlaf, ich habe genug Energie. Gleichzeitig frage ich mich aber auch, ob ich womöglich etwas ändern könnte – hinsichtlich Helligkeit, Melatonin, Handynutzung –, um meinen Schlaf zu verbessern.« Er hat sich daher fest vorgenommen, in Zukunft ab 22 Uhr das Smartphone wegzulegen und auch wieder regelmäßig seine Blaulichtfilterbrille aufzusetzen. Er will versuchen, mindestens einmal am Tag spazieren zu gehen und Sonnenlicht zu tanken. »Als Hockeytrainer war ich jeden Tag mehrere Stunden draußen. Das ist im jetzigen Job nicht mehr so leicht machbar«, gibt er offen zu.

Glück gibt's nur ausgeschlafen!

Diesen Spruch habe ich jeden Tag vor Augen. Er steht auf einem Zettel auf meinem Schreibtisch in der Klinik. Viele Leute sagen ja auch, sie wollen glücklich sein. Hauptsache, happy! Ich finde, dass es diesen Zustand gar nicht dauerhaft gibt. Glück ist vielmehr ein Ergebnis von bewussten Handlungen. Es entsteht, indem wir im Flow sind, indem wir das tun, was wir lieben. Dazu trägt unter anderem erholsamer Schlaf bei, weil uns dadurch unsere volle Energie zur Verfügung steht. Und wenn wir uns dann untertags den Dingen widmen, die uns am Herzen liegen, erleben wir diese Glücksgefühle wieder und wieder und können sie ausgiebig genießen. Für mich persönlich ist das der Inbegriff eines erfolgreichen Lebens: die Aneinanderreihung von Glücksmomenten, die langfristig in Zufriedenheit, mehr Gelassenheit und Leichtigkeit mündet.

Mir ist es ein Herzensanliegen, dass wir alle in Zukunft besser schlafen. Dass wir uns auf die Natürlichkeit zurückbesinnen und vom ewigen Dauerstress und der permanenten Überforderung in allen Lebensbereichen zu einer guten Balance zwischen Höchstleistung und Entspannung zurückfinden. Und dass wir nicht nur darüber reden und betonen, wie wichtig guter Schlaf und Regeneration für unsere körperliche und seelische Gesundheit doch sind, sondern die Theorie in die Praxis umsetzen und es einfach tun. Ich würde mich freuen, wenn dieses Buch dazu beiträgt, dass mehr Menschen Schlaf zu ihrer obersten Priorität machen. Denn davon haben wir alle etwas – individuell, in unseren Beziehungen, in unseren Familien, in den Unternehmen und Organisationen, aber auch in der globalen Gemeinschaft.

Meine Liebe zum Schlaf begleitet mich, wie du weißt, schon mein Leben lang. Ich wünsche mir für dich, dass du mithilfe der wissenschaftlichen Informationen, persönlichen Geschichten und vielfältigen Angebote zur Verhaltensmodifikation deinen Schlaf nachhaltig und dauerhaft verbessern kannst und so immer mehr »Schlafselbstvertrauen« gewinnst. Dann kannst du die süße Verheißung des Schlafs selbst erleben und genießen. Nacht für Nacht für Nacht … Und dass du das jede Nacht aufs Neue erleben möchtest, darauf wette ich!

Dank

Interessanterweise macht es mir besonders viel Spaß, diesen Teil des Buchs zu schreiben – vielleicht weil es einfach schön ist zu reflektieren, wer all die Jahre wertschätzend an meiner Seite stand und immer noch steht und mich in meinen Ideen unterstützt. Und Dankbarkeit ist eine sehr erfüllende Emotion, wie ich finde.

Mein Dank gilt in erster Linie meiner sensationellen Familie und ihrer Geduld: Ich danke meiner lieben Frau Isa von Herzen dafür, dass sie immer an mich glaubt, mich auch bei dieser Buchidee immer bestärkt hat, und für all die Sichtweisen und Kompetenzen, die sie mir vermittelt. Ich danke unseren Kindern Valerie und Hendrik, die das Projekt mit vielen Kommentaren vorangebracht haben. Meiner Mutter Sieglind, meinem zwischenzeitlich leider verstorbenen Vater Willem und meinen Schwiegereltern Barbara und Tilo danke ich sehr für ihre wunderbare Begleitung, Unterstützung und Wertschätzung auf meinem Lebensweg.

Es gibt noch so viele weitere Unterstützer auf dem Weg zu diesem Buch. Das sind zuallererst meine lieben Freunde Tino, Christoph, Heiko, Sabine, Torsten, Burkhard, Thorsten, Marie und Bastien, die mit ihren kritischen Fragen, Anmerkungen und ihrem Feedback zum Gelingen dieses Projekts erheblich beigetragen haben. Ein großer Dank geht an Emilio, Michael, Karin, Desirée, Pamela und Bettina, die mich durch den Prozess der Buchentstehung getragen haben.

Ein ganz besonders herzliches Dankeschön sende ich an meine fantastischen Interviewpartner Friederike Fabritius, Friederike Feil, Konstantin Guericke, Tommy Haas, Alexander Herrmann, Stefan Kermas, Wolfgang Leikermoser, Franziska Lubojanski, Peter Maffay und Dietmar Spiegel, die sich mit mir ganz offen über ihre Schlafgewohnheiten und Erfolgsfaktoren ausgetauscht haben und damit den Lesern dieses Buchs spannende und persönliche Einblicke in ihre Welt gestatten.

Nicht zuletzt möchte ich mich bei meinen Coaching-Klienten bedanken, die mir ihr Vertrauen entgegenbringen und mir erlauben, neue Methoden für besseren Schlaf und mehr Energie mit ihnen auszuprobieren. Durch ihr wertvolles Feedback entwickle ich mich stetig weiter und erweitere mein Wissen, um möglichst vielen Menschen zu einem erholsamen Schlaf zu verhelfen.

Über den Autor

Dr. med. Martin Schlott ist Chefarzt für Anästhesie und Intensivmedizin sowie Schlafcoach. Seit Jahren zeigt er Führungskräften, Leistungssportlern und Spitzenpolitikern, wie guter Schlaf funktioniert, was sie fitter und erfolgreicher macht. Er zeigt, wie sie ihren Schlaf so gestalten, dass dieser zur bewussten und aktiven Unterstützung von Regenerations- und Heilungsprozessen und von Lernstrategien, insbesondere von Zielverwirklichung und Bewegungsabläufen wird, um ihre Fähigkeiten im Schlaf weiterzuentwickeln. Dabei verbindet er medizinisches Wissen und bewährte Mental- und Entspannungstechniken mit langjähriger Erfahrung aus Hypnose und Veränderungsprozessen. Er arbeitet und lebt mit seiner Familie in Bad Tölz. (www.champions-sleep.de)

Anmerkungen

1 »Müdes Deutschland: Schlafstörungen steigen deutlich an«, *www.dak.de*, 15.03.2017, https://www.dak.de/dak/bundesthemen/muedes-deutschland-schlafstoerungen-steigen-deutlich-an-2108960.html (zugegriffen am 09.03.2021); Marschall, Jörg u. a.: Gesundheitsreport 2017. Analyse der Arbeitsunfähigkeitsdaten. Update: Schlafstörungen, Band 16. In: Storm, Andreas (Hg.), *Beiträge zur Gesundheitsökonomie und Versorgungsforschung*, medhochzwei Verlag 2017; Schlack, R. u. a.: »Häufigkeit und Verteilung von Schlafproblemen und Insomnie in der deutschen Erwachsenenbevölkerung«, *Bundesgesundheitsblatt – Gesundheitsforschung – Gesundheitsschutz* 56/5 (2013), S. 740–748.

2 »Müdigkeit und Tagesschläfrigkeit am Steuer«, *www.adac.de*, 17.07.2020, https://www.adac.de/verkehr/verkehrssicherheit/verkehrsmedizin/muedigkeit-sekundenschlaf-auto/ (zugegriffen am 18.02.2021); ADAC e. V.: »Müdigkeit im Straßenverkehr«, 2012, https://www.adac.de/-/media/pdf/motorwelt/muedigkeit_im_strassenverkehr_flyer_48789.pdf?la=de-de&hash=740ECDBA9CAB51D89AC47AB88EBFC6D4041843B5 (zugegriffen am 23.02.2021).

3 Sandhu, Amneet, Seth Milan und Gurm Hitinder: »The impact of daylight savings time on the timing and incidence of patients undergoing percutaneous coronary intervention for acute myocardial infarction«, *Journal of the American College of Cardiology* 63/12_Supplement (2014), S. A65–A65.

4 Barnes, Christopher M. und David T. Wagner: »Changing to daylight saving time cuts into sleep and increases workplace injuries«, *Journal of Applied Psychology* 94/5 (2009), S. 1305–1317.

5 Rechtschaffen, A. u. a.: »Physiological correlates of prolonged sleep deprivation in rats«, *Science* 221/4606 (1983), S. 182–184.

6 Dawson, Drew und Kathryn Reid: »Fatigue, alcohol and performance impairment«, *Nature* 388/6639 (1997), S. 235; Lamond, Nicole und Drew Dawson: »Quantifying the performance impairment associated with fatigue«, *Journal of Sleep Research* 8 (2000), S. 255–262.

7 Mausfeld, Rainer: »Foltern für das Vaterland. Über die Beiträge der Psychologie zur Entwicklung von Techniken der ›weißen Folter‹« (2009); Mausfeld, Rainer: »Psychologie, ›weiße Folter‹ und die Verantwortlichkeit von Wissenschaftlern«, *Psychologische Rundschau* 60/4 (2009), S. 229–240; »USA: Das sind die 13 Foltermethoden des CIA«, *Welt Online* (10.12.2014), https://www.welt.de/politik/ausland/article135213691/Das-sind-die-13-Foltermethoden-der-CIA.html (zugegriffen am 23.02.2021).

8 Zhang, Wenyi u. a.: »Sleep Duration Is Associated With Testis Size in Healthy Young Men«, *Journal of Clinical Sleep Medicine* 14/10 (2018), S. 1757–1764.

9 Jensen, T. K. u. a.: »Association of Sleep Disturbances With Reduced Semen Quality: A Cross-sectional Study Among 953 Healthy Young Danish Men«, *American Journal of Epidemiology* 177/10 (2013), S. 1027–1037; Leproult, Rachel und Eve Van Cauter: »Effect of 1 week of sleep restriction on testosterone levels in young healthy men«, *JAMA* 305/21 (2011), S. 2173–2174.

10 Touzet, Sandrine u. a.: »Relationship between sleep and secretion of gonadotropin and ovarian hormones in women with normal cycles«, *Fertility and Sterility* 77/4 (2002), S. 738–744; Walker, Matthew: *Das große Buch vom Schlaf: die enorme Bedeutung des Schlafs, beste Vorbeugung gegen Alzheimer, Krebs, Herzinfarkt und vieles mehr,* Goldmann (2018), S. 250.

11 FC Bayern München: »Oliver Kahn – Das legendärste Interview«, 15.06.2015, https://www.youtube.com/watch?v=bq19tEJPntE (zugegriffen am 01.02.2021).

12 Spiegel, Karine u. a.: »Brief communication: Sleep curtailment in healthy young men is associated with decreased leptin levels, elevated ghrelin levels, and increased hunger and appetite«, *Annals of Internal Medicine* 141/11 (2004), S. 846–850.

13 Spiegel, Karine u. a.: »Leptin levels are dependent on sleep duration: relationships with sympathovagal balance, carbohydrate regulation, cortisol, and thyrotropin«, *The Journal of Clinical Endocrinology and Metabolism* 89/11 (2004), S. 5762–5771.

14 Bellesi, Michele u. a.: »Sleep and Wake Affect Glycogen Content and Turnover at Perisynaptic Astrocytic Processes«, *Frontiers in Cellular Neuroscience* 12 (2018), https://www.ncbi.nlm.nih.gov/pmc/articles/PMC6141665/ (zugegriffen am 20.02.2021); Benington, Joel H. und H. Craig Heller: »Restoration of brain energy metabolism as the function of sleep«, *Progress in Neurobiology* 45/4 (1995), S. 347–360.

15 Wagner, David T. u. a.: »Lost sleep and cyberloafing: Evidence from the laboratory and a daylight saving time quasi-experiment«, *The Journal of Applied Psychology* 97/5 (2012), S. 1068–1076.

16 Harrison, Yvonne und James A. Horne: »The impact of sleep deprivation on decision making: A review«, *Journal of Experimental Psychology: Applied* 6 (3) (2000), S. 236–249.

17 Bengtsson, M. u. a.: »Middle age men with short sleep duration have two times higher risk of cardiovascular events than those with normal sleep duration, a cohort study with 21 years follow-up«, *European Heart Journal* 39 (2018).

18 Spiegel, Karine, John F. Sheridan und Eve Van Cauter: »Effect of sleep deprivation on response to immunization«, *JAMA* 288/12 (2002), S. 1471–1472.

19 Kim, Hyunju u. a.: »COVID-19 illness in relation to sleep and burnout«, *BMJ Nutrition, Prevention & Health* (03/2021).

20 Irwin, M. u. a.: »Partial sleep deprivation reduces natural killer cell activity in humans«, *Psychosomatic Medicine* 56/6 (1994), S. 493–498.

21 Lee, Hye-Eun u. a.: »The relationship between night work and breast cancer«, *Annals of Occupational and Environmental Medicine* 30 (2018), S. 11.
22 Dworak, Markus u. a.: »Delta oscillations induced by ketamine increase energy levels in sleep-wake related brain regions«, *Neuroscience* 197 (2011), S. 72–79.
23 Davidson, J. R., H. Moldofsky und F. A. Lue: »Growth hormone and cortisol secretion in relation to sleep and wakefulness«, *Journal of Psychiatry & Neuroscience: JPN* 16/2 (1991), S. 96–102.
24 Jessen, Nadia Aalling u. a.: »The Glymphatic System: A Beginner's Guide«, *Neurochemical Research* 40/12 (2015), S. 2583–2599.
25 Cutroneo, K. R., R. Rokowski und D. F. Counts: »Glucocorticoids and collagen synthesis: comparison of in vivo and cell culture studies«, *Collagen and Related Research* 1/6 (1981), S. 557–568.
26 Sundelin, Tina u. a.: »Cues of fatigue: effects of sleep deprivation on facial appearance«, *Sleep* 36/9 (2013), S. 1355–1360.
27 Vandekerckhove, Marie und Yu-lin Wang: »Emotion, emotion regulation and sleep: An intimate relationship«, *AIMS Neuroscience* 5/1 (2017), S. 1–17.
28 Motomura, Yuki u. a.: »Recovery from Unrecognized Sleep Loss Accumulated in Daily Life Improved Mood Regulation via Prefrontal Suppression of Amygdala Activity«, *Frontiers in Neurology* 8 (2017), S. 306.
29 Marguilho, Rui u. a.: »Sleep and creativity: a quantitative review« in: A scientific paper of a research of sleep an creativity, (2014), Kapitel XI, S. 117–121; Cai, Denise J. u. a.: »REM, not incubation, improves creativity by priming associative networks«, *Proceedings of the National Academy of Sciences* 106/25 (2009), S. 10130–10134.
30 Jenkins, J. G. und K. M. Dallenbach: »Obliviscence During Sleep and Waking«, *The American Journal of Psychology* 35 (1924), S. 605–612.
31 Walker, Matthew u. a.: »Sleep and the time course of motor skill learning«, *Learning & Memory,* 10/4 (2003), S. 275–284.
32 de Vivo, Luisa und Michele Bellesi: »The role of sleep and wakefulness in myelin plasticity«, *Glia* 67/11 (2019), S. 2142–2152.
33 https://www.antenne.de/programm/moderatoren-und-team/moderatoren/wolfgang-leikermoser
34 »Schlaf gut, Deutschland. TK-Schlafstudie 2017«, *www.tk.de*, 15.11.2017, https://www.tk.de/presse/themen/praevention/gesundheitsstudien/tk-schlafstudie-2017-2036638 (zugegriffen am 04.02.2021).
35 »Ronaldos Schlaf-Coach verrät: So ungewöhnlich ist der Rhythmus des Superstars«, *Stern Online* (07.09.2017), https://www.stern.de/sport/fussball/cristiano-ronaldo--schlaf-coach-verraet-seinen-ungewoehnlichen-rhythmus-7610650.html (zugegriffen am 20.02.2021).
36 Schwartz, Jennifer und Richard D. Simon: »Sleep extension improves serving accuracy: A study with college varsity tennis players«, *Physiology & Behavior* 151 (2015), S. 541–544.

37 Mah, Cheri D. u. a.: »The effects of sleep extension on the athletic performance of collegiate basketball players«, *Sleep* 34/7 (2011), S. 943–950.

38 Berger, Ken: »In multibillion-dollar business of NBA, sleep is the biggest debt«, *CBSSports.Com*, 07.06.2016, https://www.cbssports.com/nba/news/in-multi-billion-dollar-business-of-nba-sleep-is-the-biggest-debt/ (zugegriffen am 09.03.2021).

39 Belenky, Gregory u. a.: »Patterns of performance degradation and restoration during sleep restriction and subsequent recovery: a sleep dose-response study«, *Journal of Sleep Research* 12/1 (2003), S. 1–12.

40 Milewski, Matthew D. u. a.: »Chronic lack of sleep is associated with increased sports injuries in adolescent athletes«, *Journal of Pediatric Orthopedics* 34/2 (2014), S. 129–133.

41 Lauriola, Mattia u. a.: »Diurnal suppression of EGFR signalling by glucocorticoids and implications for tumour progression and treatment«, *Nature Communications* 5 (2014), S. 5073.

42 Moser, Maximilian: *Die Kraft der Zirbe,* Servus (2019).

43 »Lichtverschmutzung: Immer mehr Licht stört die Dunkelheit der Nacht«, *BR Wissen*, 26.04.2019, https://www.br.de/wissen/lichtverschmutzung-lichtsmog-licht-nacht-himmel-milchstrasse-tier-led-hell-102.html (zugegriffen am 03.02.2021).

44 European Food Safety Authority: *EFSA erklärt Risikobewertung: Koffein*, LU: Publications Office (2015), https://data.europa.eu/doi/10.2805/63320 (zugegriffen am 24.03.2021).

45 Ebd.

46 Jiménez, Fanny: »Gehirn: Es reagiert unter Narkose besonders empfindlich«, *Welt Online* (17.11.2016), https://www.welt.de/gesundheit/psychologie/article159553461/Gehirn-reagiert-unter-Narkose-besonders-empfindlich.html (zugegriffen am 23.03.2021); Lissek, Thomas u. a.: »General Anesthetic Conditions Induce Network Synchrony and Disrupt Sensory Processing in the Cortex«, *Frontiers in Cellular Neuroscience* 10 (2016), S. 64; Supp, Gernot G. u. a.: »Cortical hypersynchrony predicts breakdown of sensory processing during loss of consciousness«, *Current Biology: CB* 21/23 (2011), S. 1988–1993.

47 Hubert, Martin: »Tiefer als Schlaf«, *Deutschlandfunk*, 11.11.2012, https://www.deutschlandfunk.de/manuskript-tiefer-als-schlaf.740.de.html?dram:article_id=227620 (zugegriffen am 23.03.2021).

48 Arbon, Emma L., Malgorzata Knurowska und Derk-Jan Dijk: »Randomised clinical trial of the effects of prolonged-release melatonin, temazepam and zolpidem on slow-wave activity during sleep in healthy people«, *Journal of Psychopharmacology* 29/7 (2015), S. 764–776; Roehrs, Timothy und Thomas Roth: »Drug-Related Sleep Stage Changes: Functional Significance and Clinical Relevance«, *Sleep medicine clinics* 5 (2010), S. 559–570.

49 McNamara, Patrick u. a.: »Impact of REM sleep on distortions of self-concept, mood and memory in depressed/anxious participants«, *Journal of affective disorders* 122/3 (2010), S. 198–207.

50 »Aktionstag Erholsamer Schlaf 2017«, DGSM-Pressemitteilung vom 21.06.2017, https://www.dgsm.de/fileadmin/dgsm/stellungnahmen/2017_Aktionstag_Erholsamer_Schlaf-2017-a.pdf.

51 »Millionen Deutsche nehmen Schlafmittel und unterschätzen dabei ein großes Risiko«, *Focus Online* (19.01.2021), https://www.focus.de/gesundheit/gesundleben/schlafen/schlafmittel-millionen-deutsche-nehmen-sie_id_6838837.html (zugegriffen am 01.04.2021); Heinemann, Pia: »Forschungsbericht: Schlaftabletten sind schwer gesundheitsschädlich«, *Die Welt Online* (28.02.2012), https://www.welt.de/gesundheit/article13893134/Schlaftabletten-sind-schwer-gesundheitsschaedlich.html (zugegriffen am 01.04.2021).

52 Kripke, Daniel, Robert Langer und Lawrence Kline: »Hypnotics' association with mortality or cancer: A matched cohort study«, *BMJ open* 2 (2012).

53 Tapiainen, V. u. a.: »The risk of Alzheimer's disease associated with benzodiazepines and related drugs: A nested case-control study«, *Acta Psychiatrica Scandinavica* 138 (2018).

54 Kales, Anthony u. a.: »Rebound Insomnia and Rebound Anxiety: A Review«, *Pharmacology* 26/3 (1983), S. 121–137.

55 Wood, Alex M. u. a.: »Gratitude influences sleep through the mechanism of pre-sleep cognitions«, *Journal of Psychosomatic Research* 66/1 (2009), S. 43–48.

56 Chevalier, Gaétan u. a.: »Earthing: health implications of reconnecting the human body to the Earth's surface electrons«, *Journal of Environmental and Public Health* (2012); Chevalier, Gaétan u. a.: »Earthing (grounding) the human body reduces blood viscosity–a major factor in cardiovascular disease«, *Journal of Alternative and Complementary Medicine* 19/2 (2013), S. 102–110.

57 Holzapfel, Nicola: »Der Fleißige darf schlafen«, *Süddeutsche Zeitung Online* (17.05.2010), https://www.sueddeutsche.de/karriere/japanische-sitzungskultur-der-fleissige-darf-schlafen-1.553915 (zugegriffen am 03.02.2021).

58 Karnani, Mahesh M. u. a.: »Activation of Central Orexin/Hypocretin Neurons by Dietary Amino Acids«, *Neuron* 72/4 (2011), S. 616–629.

59 Waterhouse, J. u. a.: »The role of a short post-lunch nap in improving cognitive, motor, and sprint performance in participants with partial sleep deprivation«, *Journal of Sports Sciences* 25/14 (2007), S. 1557–1566; Mednick, Sara C. u. a.: »Comparing the benefits of caffeine, naps and placebo on verbal, motor and perceptual memory«, *Behavioural Brain Research* 193/1 (2008), S. 79–86.

60 Heske, Ralf: *4 Fragen, die alles verändern: Das große Praxisbuch für The Work nach Byron Katie,* Gräfe und Unzer (2020), S. 15.

61 Turner, Arlener D., Christine E. Smith und Jason C. Ong: »Is purpose in life associated with less sleep disturbance in older adults?«, *Sleep Science and Practice* 1/1 (2017), S. 14.

62 Waldinger, Robert: »What makes a good life? Lessons from the longest study on happiness«, 11/2015, https://www.ted.com/talks/robert_waldinger_what_makes_a_good_life_lessons_from_the_longest_study_on_happiness (zugegriffen am 14.01.2021).

63 Giese, M. u. a.: »BDNF: an indicator of insomnia?«, *Molecular Psychiatry* 19/2 (2014), S. 151–152.
64 Lee, Juyoung u. a.: »Influence of Forest Therapy on Cardiovascular Relaxation in Young Adults«, *Evidence-Based Complementary and Alternative Medicine* 2014 (2014), S. 1–7.
65 Gao, Qi u. a.: »The Association between Vitamin D Deficiency and Sleep Disorders: A Systematic Review and Meta-Analysis«, *Nutrients* 10/10 (2018); Shahi, Majid Mohammad u. a.: »The effect of vitamin D supplement on quality of sleep in adult people with sleep disorders«, *Tehran University Medical Journal* 75/6 (2017), S. 443–448.
66 Gale, Catharine und Christopher Martyn: »Larks and owls and health, wealth, and wisdom«, *British Medical Journal* 317/7174 (1998), S. 1675–1677.
67 Wang, Fang u. a.: »The effect of meditative movement on sleep quality: A systematic review«, *Sleep Medicine Reviews* 30 (2016), S. 43–52.
68 Nagendra, Ravindra P., Nirmala Maruthai und Bindu M. Kutty: »Meditation and its regulatory role on sleep«, *Frontiers in Neurology* 3 (2012), S. 54.
69 Lakshmanan, Shanmugamurthy: »Meditation and Yoga can Modulate Brain Mechanisms that affect Behavior and Anxiety – A Modern Scientific Perspective«, *Ancient Science* 2 (2015), S. 13–19.
70 Nagendra/Maruthai/Kutty: »Meditation and its regulatory role on sleep« *Frontiers in Psychology 3* (2012), S. 54; Parmentier, Fabrice u. a.: »Mindfulness and Symptoms of Depression and Anxiety in the General Population: The Mediating Roles of Worry, Rumination, Reappraisal and Suppression«, *Frontiers in Psychology* 10 (2019), S. 506.
71 Lazar, Sara W. u. a.: »Meditation experience is associated with increased cortical thickness«, *Neuroreport* 16/17 (2005), S. 1893–1897.
72 Kabat-Zinn, Jon: *Gesund durch Meditation: Das große Buch der Selbstheilung mit MBSR*, Knaur MensSana TB 2019.
73 Diethelm, Moritz: »Schlafen in nur 2 Minuten: Ein alter Militär-Trick soll es möglich machen«, *Focus Online* (07.12.2018), https://www.focus.de/gesundheit/news/panorama-schlafen-in-nur-2-minuten-ein-alter-militaer-trick-soll-es-moeglich-machen_id_9522957.html (zugegriffen am 24.03.2021); Winter, Lloyd Bud: *Relax and Win: Championship Performance,* Oak Tree Publications (1981).
74 Nambaya: »Nambaya – Gesundheit in Zahlen«, 26.02.2021, https://www.youtube.com/watch?v=tSiKfbIIXpo (zugegriffen am 25.03.2021); Nambaya: »Nambaya – was messen wir?«, 03.03.2021, https://www.youtube.com/watch?v=rlI3b-8dU_M (zugegriffen am 25.03.2021).
75 »Erfassen deiner Schlafdaten mit der Apple Watch«, *Apple Support*, https://support.apple.com/de-de/guide/watch/apd830528336/watchos (zugegriffen am 25.03.2021); Sleep Shepherd: »Sleep Shepherd Blue Product Video«, 23.02.2016, https://www.youtube.com/watch?v=ROJJv7MhJqo (zugegriffen am 25.03.2021); »Sleep Shepherd: Sleep Optimizer and Tracker«, *Sleep Shepherd*,

https://sleepshepherd.com/ (zugegriffen am 25.03.2021); Günder, Alina: »Sleep Shepherd Blue Stirnband«, 19.03.2016, https://www.homeandsmart.de/sleep-shepherd-blue-mit-eeg-sensoren (zugegriffen am 25.03.2021).

76 Mölleken, Jan: »Schlaftracker – Was die Vermessung der Nachtruhe bringt«, *Berliner Morgenpost Online* (19.03.2018), https://www.morgenpost.de/ratgeber/article213761765/Schlaftracker-Was-die-Vermessung-der-Nachtruhe-bringt.html (zugegriffen am 25.03.2021); »Health Mate – Ihre Schlaf-Herzfrequenz«, *Withings*, 11.02.2020, https://blog.withings.com/de/2020/02/11/health-mate-bietet-einen-neuen-indikator-ihre-schlaf-herzfrequenz/ (zugegriffen am 25.03.2021).

77 »Was kann ich aus der Schlafanalyse der Samsung Health App ablesen?«, *Samsung.de*, https://www.samsung.com/de/support/mobile-devices/was-kann-ich-aus-der-schlafanalyse-der-samsung-health-app-ablesen/ (zugegriffen am 25.03.2021).

78 »Mit der Funktion ›Schlafenszeit‹ auf dem iPhone den Schlaf erfassen«, *Apple Support*, https://support.apple.com/de-de/HT208655 (zugegriffen am 25.03.2021).

79 Quarks & Co: »Schlaf-Apps wollen dir helfen! Wir testen sie«, 26.06.2018, https://www.youtube.com/watch?v=1WgHIYsiNbo&t=281s (zugegriffen am 25.03.2021).

80 Tamaki, Masako u. a.: »Night Watch in One Brain Hemisphere during Sleep Associated with the First-Night Effect in Humans«, *Current Biology: CB* 26/9 (2016), S. 1190–1194.

81 »Abstinence and Athlete Performance, Scientific Study«, *Adam & Eve*, https://www.adameve.com/t-athlete-abstinence.aspx (zugegriffen am 23.03.2021); Zavorsky, Gerald S. und Wendy L. Newton: »Effects of sexual activity on several measures of physical performance in young adult males«, *The Journal of Sports Medicine and Physical Fitness* 59/7 (2019), S. 1102–1109.

82 Lastella, Michele u. a.: »Sex and Sleep: Perceptions of Sex as a Sleep Promoting Behavior in the General Adult Population«, *Frontiers in Public Health* 7 (2019), S. 33.

83 Arnsten, Amy F. T. u. a.: »The effects of stress exposure on prefrontal cortex: Translating basic research into successful treatments for post-traumatic stress disorder«, *Neurobiology of Stress* 1 (2015), S. 89–99.

84 O'Connor, Joseph: *NLP – das WorkBook*, VAK-Verlag 2014.

85 Ebd.

86 Rowling, J. K.: *Harry Potter und der Gefangene von Askaban,* Carlsen (1999); Cuarón, Alfonso: *Harry Potter und der Gefangene von Askaban* (2004).

87 Clerkin, Cathleen u. a.: »Tired at work: A roadblock to effective leadership«, Center for Creative Leadership (2017), https://cclinnovation.org/tired-at-work-a-roadblock-to-effective-leadership/ (zugegriffen am 04.02.2021); Svetieva, E., C. Clerkin und M. N. Ruderman: »Can't sleep, won't sleep: Exploring

leaders' sleep patterns, problems, and attitudes«, *Consulting Psychology Journal: Practice and Research* 69 (2) (2017), S. 80–97.

88 Guarana, Cristiano L. und Christopher M. Barnes: »Lack of sleep and the development of leader-follower relationships over time«, *Organizational Behavior and Human Decision Processes* 141 (2017), S. 57–73.

89 Barnes, Christopher M. u. a.: »Too tired to inspire or be inspired: Sleep deprivation and charismatic leadership«, *Journal of Applied Psychology* 101/8 (2016), S. 1191–1199.

90 Barnes, Christopher M. u. a.: »›You Wouldn't Like Me When I'm Sleepy‹: Leaders' Sleep, Daily Abusive Supervision, and Work Unit Engagement«, *Academy of Management Journal* 58/5 (2014), S. 1419–1437.

91 Hafner, Marco u. a.: »Why sleep matters — the economic costs of insufficient sleep: A cross-country comparative analysis«, RAND Corporation, 30.11.2016, https://www.rand.org/pubs/research_reports/RR1791.html (zugegriffen am 05.10.2020).

92 Barnes, Christopher M. u. a.: »Leader sleep devaluation, employee sleep, and unethical behavior«, *Sleep Health* 6/3 (2020), S. 411–417.

93 Lanaj, Klodiana, Russell E. Johnson und Christopher M. Barnes: »Beginning the workday yet already depleted? Consequences of late-night smartphone use and sleep«, *Organizational Behavior and Human Decision Processes* 124/1 (2014), S. 11–23.

94 »DFB soll Spielern während der WM das Internet gesperrt haben«, *Die Welt Online* (07.07.2018), https://www.welt.de/sport/fussball/wm-2018/article178944790/Nationalmannschaft-DFB-soll-Spielern-waehrend-der-WM-das-Internet-gesperrt-haben.html (zugegriffen am 09.03.2021).